Karim Khallout

O Impacto da Hipoperfusão Cerebral Crónica no Cérebro

Karim Khallout

O Impacto da Hipoperfusão Cerebral Crónica no Cérebro

Histopatologia - Imunohistoquímica - RMN - Barreira hemato-encefálica - Modelos animais - Doenças vasculares

ScienciaScripts

Imprint
Any brand names and product names mentioned in this book are subject to trademark, brand or patent protection and are trademarks or registered trademarks of their respective holders. The use of brand names, product names, common names, trade names, product descriptions etc. even without a particular marking in this work is in no way to be construed to mean that such names may be regarded as unrestricted in respect of trademark and brand protection legislation and could thus be used by anyone.

Cover image: www.ingimage.com

This book is a translation from the original published under ISBN 978-3-659-80796-1.

Publisher:
Sciencia Scripts
is a trademark of
Dodo Books Indian Ocean Ltd. and OmniScriptum S.R.L publishing group

120 High Road, East Finchley, London, N2 9ED, United Kingdom
Str. Armeneasca 28/1, office 1, Chisinau MD-2012, Republic of Moldova, Europe
Printed at: see last page
ISBN: 978-620-8-09883-4

Índice

Prefácio

A hipoperfusão cerebral crónica é uma situação clínica caracterizada que afecta várias caraterísticas neuropatológicas, como a doença dos pequenos vasos. A disponibilidade generalizada de imagens de ressonância magnética revelou extensas anomalias da substância branca no homem, que se pensa estarem relacionadas com a hipoperfusão cerebral crónica.

A oclusão bilateral da artéria carótida comum no roedor é amplamente considerada como um modelo de hipoperfusão cerebral crónica no homem. Neste trabalho, utilizámos a oclusão bilateral da carótida comum na tentativa de responder às seguintes questões.

Quando é que as anomalias histológicas e funcionais da imagiologia são evidentes após uma diminuição prolongada do fluxo sanguíneo cerebral? Quais são as estruturas e os tipos de células mais afectados pelo insulto? Qual é a sequência temporal destas alterações?

O objetivo deste estudo foi, com base nos nossos resultados experimentais e numa leitura crítica da literatura disponível, desenvolver uma hipótese credível e robusta para associar a hipoperfusão cerebral crónica a várias lesões neuropatológicas. Como na maioria dos estudos científicos, a hipótese de trabalho testada suscitou ainda mais questões.

As futuras direcções de investigação nesta área são delineadas na secção de discussão deste trabalho.

Resumo

A disfunção vascular, especialmente a cerebrovascular, pode ser um fator crítico no envelhecimento e na demência. O comprometimento cerebrovascular devido a factores de risco como o envelhecimento, o acidente vascular cerebral, o tabagismo, a diabetes e a hipoperfusão cerebral tem um impacto grave no fornecimento normal de nutrientes básicos como o oxigénio e a glicose ao cérebro; a sua ausência conduz inevitavelmente à morte neuronal. As lesões da substância branca cerebral encontradas na maioria das formas de demência são alegadamente o resultado de uma hipoperfusão cerebral crónica. No entanto, a evolução temporal e espacial dos danos permanece pouco clara. Para além disso, qualquer diminuição da integridade da barreira hemato-encefálica (BHE) foi considerada uma hipótese de ataque precoce à substância branca. O *"milieu intérieure"* mais protegido do corpo, nomeadamente o líquido extracelular do cérebro, já não é mantido de forma homeostática. A acumulação destes diferentes processos fisiopatológicos altera a função cerebral e foi postulado que, nos casos mais extremos, o resultado desta cascata de acontecimentos nefastos conduz à demência. Este livro examina a suposição de que a hipoperfusão cerebral crónica poderia ser responsável pelo desenvolvimento, ao longo do tempo, de patologia da substância branca e cinzenta e investiga as relações entre as perturbações da integridade da BHE e a patologia da substância branca.

Três estudos abordaram estes objectivos. No primeiro, a hipoperfusão cerebral crónica, induzida em ratos Wistar machos por oclusão bilateral da artéria carótida comum (BCCAo), foi escolhida como modelo para estudar as alterações nos axónios, na mielina, no pericárdio e na ativação microglial. Os grupos de ratos que foram submetidos a BCCAo foram examinados às três horas, bem como três, sete, 14 e 28 dias após a indução de hipoperfusão cerebral crónica. O exame microscópico revelou que, três horas após a BCCAo, só foram detectados danos nos axónios e na mielina. Em contrapartida, não foi observada qualquer patologia visível no pericário neuronal ou aumento da microglia activada (em comparação com o grupo sham). Foram observadas lesões tanto na substância branca como na cinzenta e um aumento da microglia activada a partir de três dias após a BCCAo, tendo aumentado com o tempo após a BCCAo. Os danos mais graves na substância branca e cinzenta e o aumento da ativação microglial foram detectados sete dias após o BCCAo. Estes resultados indicam que os danos na substância branca precedem a patologia da substância cinzenta e o aumento da ativação da microglia.

No segundo estudo, a integridade da BHE às três horas (quando apenas foi detectada patologia da substância branca, de acordo com os resultados do primeiro estudo) e sete dias após o BCCAo (quando foram demonstrados danos mais graves na substância branca e cinzenta) foi avaliada através da utilização de RMN em aquisições de imagens ponderadas em T1 com gadolínio como marcador da permeabilidade da BHE. A integridade da substância branca foi medida por mapas MTR a partir de aquisições MTI em quatro estruturas cerebrais (corpo caloso, caudatoputamen, cápsulas externa e interna). Não foram detectadas diferenças na integridade da substância branca entre o grupo BCCAo e o grupo sham às três horas e aos sete dias. Não foram detectadas diferenças no realce do sinal de gadolínio três horas após a BCCAo. No entanto, foi detectado um aumento significativo do sinal de gadolínio sete dias após a BCCAo no caudatoputamen e na cápsula externa. Além disso, a imunohistoquímica revelou um aumento significativo da microglia activada sete dias após o BCCAo em comparação com o grupo sham. Este achado funcional e imunohistoquímico, quando considerado em conjunto, pode indicar que a hipoperfusão cerebral crónica não é, por si só, responsável pela permeabilidade da BHE. Em vez disso, o dano à substância branca causado pela hipoperfusão cerebral pode ser responsável pela disfunção da BHE ao longo do tempo. Outro ponto de interesse foi a evidência de que o aumento da microglia activada pode desempenhar um papel crítico no aumento da permeabilidade da BHE.

O estudo final teve como objetivo investigar a possível via e as proteínas potencialmente implicadas na lesão da substância branca e na permeabilidade da BHE. Para responder a esta questão, os níveis de proteínas e a expressão de genes envolvidos nas vias hipóxicas apoptóticas e não apoptóticas foram comparados com os grupos sham (três horas e sete dias após a BCCAo), em três estruturas cerebrais (córtex, corpo caloso e caudatoputamen). Os níveis de HIF-1a, MMP-2, Caspase-3 e VEGF não foram alterados em comparação com o grupo sham após BCCAo. No entanto, a expressão do mRNA do VEGF foi significativamente diferente do grupo sham sete dias após o BCCAo em todas as três estruturas examinadas. Uma sobreexpressão de HIF-1a e um nível significativo de Caspase-3 indicariam a ativação da via apoptótica. No entanto, nenhum destes critérios foi cumprido e estes resultados negativos sugerem que a via apoptótica não está implicada nos mecanismos que conduzem à patologia da substância branca após hipoperfusão cerebral. Por último, a expressão significativa do ARNm do VEGF, em comparação com o grupo sham, sete dias após a BCCAo, pode contribuir para o aumento da permeabilidade da BHE relacionado com o tempo.

Os resultados apresentados nesta tese fornecem um conjunto de provas que apoiam a hipótese de que a hipoperfusão cerebral crónica é - pelo menos - a causa dos danos em diferentes componentes da substância branca que precedem as alterações isquémicas precoces no pericárdio ou o aumento da microglia activada após a BCCAo. O aumento da permeabilidade da BHE, que pode estar relacionado com a sobre-expressão significativa do ARNm do VEGF (em comparação com o grupo sham sete dias após a BCCAo), não parece ser o principal responsável pela patologia da substância branca, porque os exames de RMN indicaram que a integridade da BHE não foi afetada após três horas de BCCAo. O aumento da permeabilidade da BHE, observado sete dias após o BCCAo com ressonância magnética, parece ser a consequência do aumento dos danos cerebrais; a partir daí, existe uma relação dependente do tempo entre o aumento da permeabilidade da BHE e o aumento da patologia cerebral.

Globalmente, os estudos aqui relatados reforçam a hipótese de trabalho inicial. A conclusão - e a orientação para estudos futuros - seria que a minimização da patologia da substância branca e a proteção dos componentes da BHE representam alvos potenciais para diminuir a incidência da função neuropsicológica ou para obter a disfunção cerebral em doentes que sofrem de hipoperfusão cerebral crónica.

Abreviaturas

AD: Alzheimer's disease

ABC: Avidin-biotin complex

APP: Amyloid Precursor Protein

BBB: Blood-Brain Barrier

BCCAo: Bilateral Common Carotid Arteries

BDNF: Brain-derived neurotrophic factor

bFGF: basic Fibroblast Growth Factor

BSA: Bovine Serum Albumin

CBF: Cerebral Blood Flow

$CMRO_2$: Cerebral Metabolic Rate of diOxygen

CNS: Central Nervous System

CPP: Cerebral Perfusion Pressure

CVR: Cerebrovascular Resistance

DAB: diaminobenzidene

DEPC: Diethylpyrocarbonate

dNTP: deoxyribonucleotide triphosphate

GAPDH: glyceraldehyde-3-phosphate dehydrogenase

Gd-DOTA: Gadolinium

GDNF: Glial cell-derived neurotrophic factor

H&E: Hematoxylin and Eosin

HIF-1α: hypoxia inducible factor 1

Iba-1: ionized calcium-binding adaptor molecule 1

ICP: Intracranial Pressure

IR: infrared

JAMs: Junction Adhesion Molecules

LPS: Lipopolysaccharide

MAG: Myelin Associated Glycoprotein

MBP: Myelin Basic Protein

MGH: Massachussets General Hospital

MMPs: Matrix Metalloproteinases

MMP-2: Matrix Metalloproteinase-2

MOG: Myelin Olygodendrocytre Glycoprotein

MRI: Magnetisation Resonance Imaging

MTI: Magnetisation Transfer Imaging

MTR: Magnetisation Transfer Resonance

NGF: Nerve Growth Factor

NMDA: N-methyl-D-Aspartate

OEF: Oxygen Extraction Fraction

PBS: Phosphate Buffered Saline

pCO_2: Partial Pressure of carbon dioxide

PCR: Polymerase Chain Reaction

PFA: paraformaldehyde

PLP: Proteolipid Protein

PO_2: Partial Pressure of Oxygen

PP: Perfusion Pressure

rCBF: Regional Cerebral Blood Flow

RNA: Ribonucleic acid

RNase H: Ribonuclease H

RNaseOUT: Recombinant Ribonuclease Inhibitor

ROI: regions-of-interest

RT-PCRq: Real time quantitative PCR

r-tPA: recombinant tissue plasminogen activator

SD: Sprague-Dawley

SVD: Small Vessel Diseases

TE: Echo Time

TGF-ß: Transforming Growth Factor ß

TNF-α: tumour necrosis factor

TR: Repetition Time

VEGF: vascular endothelial growth factor

ZO: Zonula Occludens

Capítulo 1. Introdução

O cérebro, desprovido de qualquer reservatório significativo de nutrientes, é inteiramente dependente da circulação cerebral, e uma falha na perfusão pode estar implicada na patogénese de muitas perturbações neurológicas e doenças psiquiátricas. Mesmo o envelhecimento normal pode estar relacionado com a doença cerebrovascular (Choi et al., 1998) devido a alterações estruturais nas artérias principais que levam a uma rigidez crescente e a uma maior sensibilidade às alterações da pressão arterial sistémica (Levy, 2001). Estas alterações, em função da idade, foram observadas in vivo através da utilização da ressonância magnética (RM); explicitamente, a RM identificou a dilatação ventricular e as hiperintensidades da substância branca como caraterísticas do envelhecimento quando comparadas com o cérebro mais jovem (Raz, 2001).

Durante muitos anos, a importância da substância branca no cérebro e a sua vulnerabilidade às alterações vasculares foram negligenciadas devido à concentração na patologia da substância cinzenta. Especificamente, o campo da neurodegeneração causada pela isquémia cerebral e modelos semelhantes concentrou-se na substância cinzenta, o que pode ser um dos factores que explicam o fracasso da farmacoterapia nos ensaios clínicos. É importante notar que alguns estudos demonstraram uma vulnerabilidade considerável da substância branca à isquémia (Pantoni et al., 1996), e estudos posteriores mostraram que esta vulnerabilidade aumenta com a idade (Baltan et al., 2008; Raz, 2001).

A isquémia, a apoptose, as perturbações da barreira hemato-encefálica (Pantoni, 2002) e uma diminuição duradoura do fluxo sanguíneo cerebral (CBF), atualmente designada por "hipoperfusão cerebral crónica" do cérebro (Farkas et al., 2007), foram todas consideradas como estando envolvidas nas lesões da substância branca relacionadas com a circulação cerebral. É interessante notar que a patologia vascular também foi observada no caso original de Alzheimer como *"aterosclerose moderada nas artérias cerebrais basais de Auguste D"* (Kalaria, 1999) e é essa disfunção cerebrovascular dependente da idade que aumenta o risco de doença de Alzheimer (DA) (de la Torre, 2010).

1.1 Matéria branca

O tecido cerebral é composto por matéria cinzenta e matéria branca. A substância cinzenta contém os corpos celulares (somatas) dos neurónios, enquanto a substância branca é constituída por feixes de fibras nervosas mielinizadas (axónios) que transmitem os sinais eléctricos entre os neurónios. Tanto os somatas como os axónios estão em contacto com células gliais (oligodendrócitos, astrócitos e microglia). Todos estes componentes estão em contacto íntimo com os vasos sanguíneos cerebrais que irrigam o cérebro (Fig. 1.1). A lesão de qualquer um destes elementos tem consequências funcionais em toda a unidade.

1.1.1 Mielina

Os axónios têm um aspeto branco devido à bainha de mielina que contém cerca de 80% de lípidos e 20% de proteínas. No sistema nervoso central (SNC), os oligodendrócitos fabricam a mielina, tal como fazem nos nervos periféricos. Entre as proteínas presentes na bainha de mielina, a maioria é específica para os oligodendrócitos (Johnson et al., 1989), por exemplo: a glicoproteína associada à mielina (MAG); a proteína básica da mielina (MBP); a glicoproteína dos oligodendrócitos da mielina (MOG); e a proteína proteolipídica (PLP). A MAG é uma proteína de 100 kilo Dalton (kDa). É uma glicoproteína transmembranar localizada peri-axonalmente e está excluída da mielina compacta (Quarles et al., 1983).

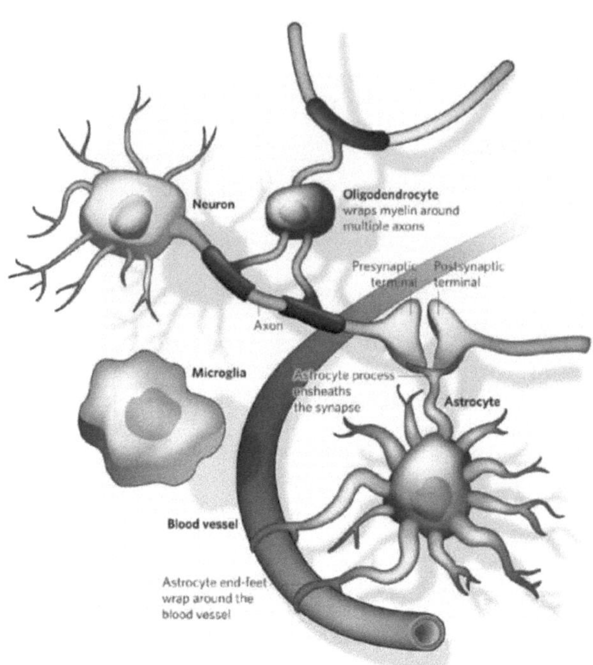

Fig.1.1: Tipos de células e suas relações na substância cinzenta e branca (de Allen e Barres, 2009).

O MAG está envolvido no reconhecimento da superfície celular e foi demonstrado que a adesão dos oligodendrócitos aos neurónios é mediada pelo MAG (Poltorak, 1987). O MAG está também implicado na promoção do crescimento neuronal durante o desenvolvimento embrionário, mas inibe a regeneração axonal no sistema nervoso adulto (Johnson et al., 1989; Mukhopadhyay et al., 1994). Buss e Schwab (2003) demonstraram que, após uma lesão das fibras nervosas, as proteínas da membrana mielínica peri-axonal (por exemplo, MAG) são degradadas mais rapidamente do que as da mielina compacta (por exemplo, MBP e PLP) ou as da membrana mielínica externa (por exemplo, MOG).

A mielinização dos axónios pelos oligodendrócitos beneficia os neurónios, aumentando a velocidade de condução do potencial de ação e diminuindo o consumo de energia, ao restringir as correntes iónicas e os potenciais de ação a menos de 0,5% da superfície do axónio, enquanto as fibras não mielinizadas necessitam de consumir uma parte importante do ATP disponível para o restabelecimento do gradiente iónico (Nave, 2010).

1.1.2 Células gliais

As células gliais constituem a maioria das células presentes no sistema nervoso. Rudolf Virchow descreveu a presença no cérebro de outras células para além dos neurónios, designando-as por neuroglia (Virchow, 1846). Ramon y Cajal identificou os astrócitos entre as células da glia (Ramon y Cajal, 1913) e foi em 1921 que Rio Hortega encontrou duas outras células não neuronais: os oligodendrócitos e a microglia (Rio Hortega, 1921).

As células gliais são importantes para o funcionamento normal do cérebro em geral e, em particular, são necessárias para o desenvolvimento correto dos neurónios, para o funcionamento dos neurónios maduros através da manutenção da homeostase, para a produção da mielina e para a proteção e apoio dos neurónios.

Os oligodendrócitos são especializados na produção da mielina responsável pela propagação mais eficiente do sinal elétrico, tal como descrito acima (Baumann et al., 2001).

A microglia é o principal mecanismo de defesa imunitária ativa do SNC, uma vez que os anticorpos sistémicos não conseguem atravessar a barreira hemato-encefálica (BHE). A micróglia é mais pequena do que os oligodendrócitos e os astrócitos, mas, após uma lesão cerebral, multiplica-se rapidamente em torno da lesão e migra para o local da lesão para iniciar a resposta imunitária ao insulto (Ransohoff e Perry, 2009). A micróglia ramificada (fig.1.2) reage a estímulos patológicos, mas não tem a morfologia dos macrófagos (Kreutzberg, 1996; Stence et al., 2001; Petersen e Dailey, 2004; Davalos et al., 2005) porque não expressa o marcador de macrófagos, CD 68 (Streit e Xue, 2012). A microglia activada expressa o antigénio CD 68 ***apenas depois de*** estar envolvida em atividade fagocítica e pode, por conseguinte, ser considerada como macrófago (Graeber et al., 1998).

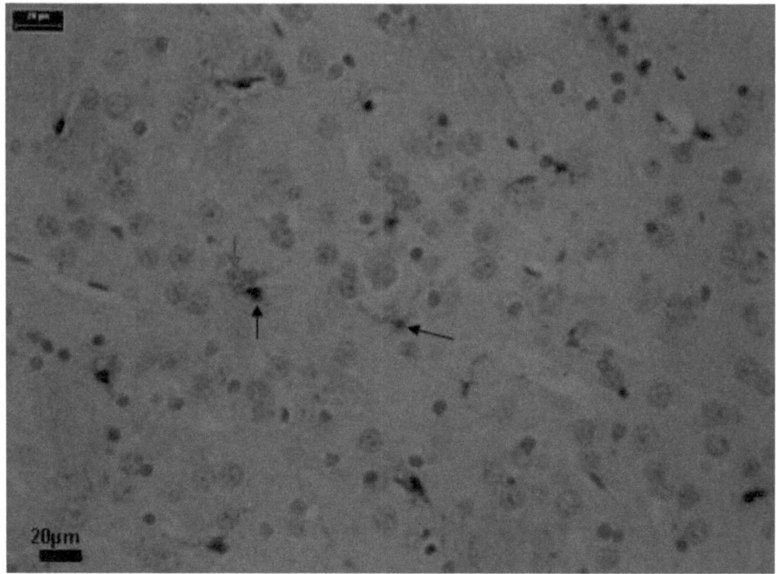

Fig.1.2 : A coloração com Iba-1 da microglia (castanho) no caudatoputamen de um rato de controlo (a partir dos meus próprios dados) mostra células microgliais (setas) que estendem os seus processos à volta dos neurónios, o que indica interações contínuas entre microglia e neurónios. Os neurónios (seta vermelha) estão corados com hematoxilina.

Pensa-se que, independentemente do tipo de lesão, a microglia reage de forma estereotipada com um programa pré-determinado de funções executivas. Foi demonstrado que a micróglia adquire um fenótipo (inflamatório e citotóxico) quando é activada in vitro por lipopolissacáridos (LPS) (Butovsky et al., 2005). Outra interpretação poderia ser que o fenótipo microglial depende da identidade do agente ativador. Além disso, as respostas microgliais não são inevitavelmente neurotóxicas.

Foram demonstrados vários efeitos neuroprotectores da ativação microglial num modelo in vivo de acidente vascular cerebral (Lalancette-Hebert et al., 2007) e de doença de Alzheimer (El Khoury et al., 1998). Entre as funções neuroprotectoras das células microgliais contam-se a produção e a secreção de factores neurotróficos: BDNF (Brain-Derived Neurotrophic Fator) (Elkabes et al., 1996; Batchelor et al., 1999; Suzuki et al., 2001; Nakajima et al., 2002; Coull et al., 2005); NGF (Nerve Growth Fator) (Mallat et al., 1989; Heese et al, 1997; Frade e Barde, 1998); TGF-β (Transforming Growth Fator β) (Kiefer et al., 1993; Lehrmann et al., 1998); bFGF (basic Fibroblast Growth Fator) (Araujo e Cotman, 1992); e GDNF (Glial cell-Derived Neurotrophic Fator) (Brudin, 2002; Batchelor et al., 1999; Suzuki et al., 2001). Na doença de Alzheimer, foi demonstrado que a micróglia aumenta em tamanho e número proporcionalmente ao tamanho das placas amilóides (Wegiel et al., 2001; 2003; 2004) e desempenha um papel na eliminação da amiloide do cérebro (Lee e Landreth, 2010).

A toxicidade endógena que pode resultar de produtos de degradação da membrana ou de proteínas agregadas (por exemplo, beta-amiloide) conduz à inflamação no SNC, mas se a ativação microglial concomitante ultrapassar o limiar de tolerabilidade, pode resultar numa patologia exagerada em vez de um papel defensivo (Schwartz et al., 2006).

Para compreender se a resposta inflamatória do SNC é protetora ou neurotóxica, é essencial compreender o controlo da resposta (Carlson et al., 1998).

Os astrócitos são o tipo de célula glial mais predominante no cérebro adulto e estão associados às sinapses e aos vasos sanguíneos cerebrais (Fig. 1.1). Interagem com a atividade metabólica dos neurónios (Haydon e Carmignoto, 2006), regulando as concentrações de iões e reciclando os neurotransmissores libertados durante a transmissão sináptica (Verkhratsky e Steinhäuser, 2000). Para além deste papel, os astrócitos estão em contacto com os neurónios, os oligodendrócitos, a microglia e os vasos sanguíneos cerebrais; esta multiplicidade de relações anatómicas explica a importância da presença e da função homeostática destas células gliais, uma vez que os processos de um único astrócito podem envolver cerca de 140 000 sinapses (Bushong et al., 2002). Outro papel importante dos astrócitos é o acoplamento do CBF à atividade neural. De facto, Takano e colaboradores (2006) demonstraram que a estimulação eléctrica da atividade neural cortical induziu importantes aumentos de Ca^{2+} nas terminações astrocíticas, resultando na vasodilatação dos vasos sanguíneos cerebrais que, por sua vez, conduzem a um aumento do FSC.

Todos estes componentes da substância branca estão interligados, com uma comunicação essencial entre todos eles que é função dos nutrientes básicos necessários ao funcionamento normal e fornecidos pelo vaso sanguíneo: glicose e oxigénio.

Os vasos sanguíneos cerebrais são altamente específicos e diferem dos do resto do corpo por uma estrutura única denominada: a barreira hemato-encefálica.

1.2 A barreira hemato-encefálica

O cérebro está protegido por muitas linhas de defesa. Primeiro, e um dos mais importantes: o sistema hepático, responsável pelo metabolismo, combinação e desintoxicação da grande maioria das moléculas exógenas e endógenas nocivas. Uma segunda linha de defesa inclui todos os sistemas interoceptores que são essenciais para manter a homeostase do meio interno do cérebro. São exemplos: os quimiorreceptores (para pO_2 , pCO_2 e pH) que transduzem um sinal químico para um potencial de ação; os baroceptores que mantêm uma pressão arterial constante no cérebro; os osmorreceptores centrais e os termorreceptores... A terceira linha de defesa do cérebro é a barreira hemato-encefálica (BBB).

No cérebro, tal como na maioria dos órgãos e tecidos, o capilar é o segmento da vasculatura em que ocorre a troca entre o sangue e os fluidos extracelulares. O cérebro está, por conseguinte, protegido das alterações anormais da sua composição iónica que ocorrem após o exercício ou uma refeição e que, sem a BHE, poderiam perturbar a comunicação sináptica e axonal (Cserr e Bundgaard, 1984).

É também importante sublinhar o facto de algumas regiões do cérebro, os órgãos circunventriculares, não terem uma BHE: a área postrema, a eminência mediana, a neuro-hipófise, a glândula pineal, o órgão subfornical e a lâmina terminal (Ballabh et al., 2004). Os vasos sanguíneos nestas áreas possuem fenestrações que permitem a difusão de moléculas (por exemplo, hormonas) através das suas paredes. As áreas do cérebro sem a BHE regulam certos efeitos do sistema nervoso autónomo e das glândulas endócrinas do corpo (Ballabh et al., 2004).

1.2.1 História

Em 1885, o bacteriologista alemão Paul Ehrlich observou que - após injecções intravenosas de corantes de anilina - todos os órgãos ficavam corados, exceto o cérebro. Colocou então a hipótese de uma diferença de afinidade de fixação do corante entre o SNC e o resto do corpo.

Em 1898, Bield e Kraus, bem como Lewandosky em 1900, descreveram efeitos diretos no cérebro após a injeção intracerebroventricular de ácido cólico e ferrocianeto, ao passo que não foram observados efeitos após a injeção intravenosa. Em seguida, postularam a presença de uma barreira vascular, introduzindo o nome de BBB para descrever este fenómeno.

Em 1909, Edwin Goldman reproduziu a experiência de Ehrlich utilizando azul de tripano, demonstrando que apenas o SNC ficava corado após uma injeção abaixo da aracnoide, o que demonstrava a presença de uma barreira entre o parênquima cerebral e o compartimento vascular.

A hipótese que menciona que os capilares cerebrais são a base anatómica da barreira só foi confirmada no final dos anos 60, após a introdução do microscópio eletrónico de varrimento.

1.2.2 Estrutura

A BHE é composta por células endoteliais unidas por junções estreitas (occludens) e aderentes, pela membrana basal capilar, por pés terminais de astrócitos que revestem os vasos e por pericitos embebidos na membrana basal (Fig.1.3).

A microscopia eletrónica demonstrou que a BHE é uma barreira endotelial que está presente nos capilares cerebrais e ausente nos órgãos circunventriculares.

De facto, um neuropil funcional depende de uma BHE endotelial intacta, que difere das células endoteliais periféricas por caraterísticas morfológicas e funcionais:

- Abundância de mitocôndrias (8-11% do volume citoplasmático)

- Presença de junções estreitas (mais evidentes perto da superfície luminal)

- Vesículas intracelulares pinocitóticas esparsas (em condições normais)

- Ausência de canais transendoteliais, ausência de fenestrações

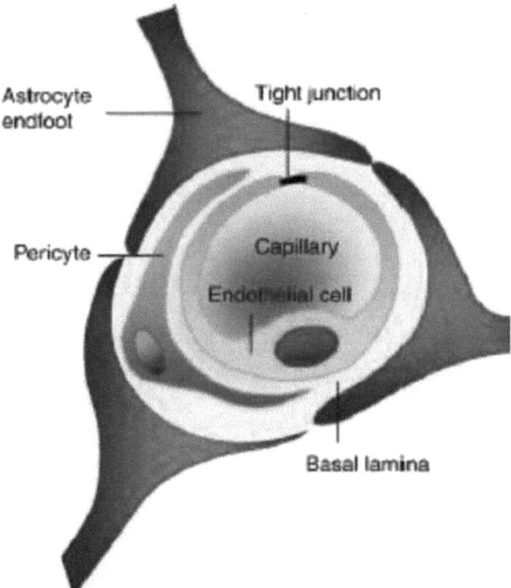

Fig.1.3: Secção transversal diagramática de um capilar cerebral para ilustrar os componentes da barreira hemato-encefálica (BHE), modificada de Abbott e seus colegas (2010)

1.2.2.1 Junção de células interendoteliais

1.2.2.1.1 Junções estreitas

As junções estreitas (zonluae occludentes) estabelecem uma barreira selectiva no espaço paracelular entre as células endoteliais, formando assim um sincício estrutural e funcional em todo o sistema cerebrovascular. Um dos papéis fisiológicos mais óbvios deste sincício é limitar a passagem de água e iões entre o sangue e os fluidos extracelulares do SNC. As junções estanques são, no entanto, entidades altamente dinâmicas cujo grau de selagem

18

varia em função de estímulos externos, além de serem modificadas de acordo com diferentes condições fisiológicas e patológicas (Gonzalez-Mariscal et al., 2008; Deli et al., 2009).

As tight junctions foram assim designadas na sequência de estudos de microscopia eletrónica que supunham incorretamente que eram estáticas e impenetráveis: na realidade, são estruturas altamente dinâmicas que, por exemplo, permitem a migração de leucócitos para o cérebro, sem qualquer rutura da BHE (Van Itallie et al., 2004). Foi proposto um outro papel para as junções estreitas, que actuam como complexos de sinalização dinâmicos envolvidos no controlo da expressão genética, da proliferação e da diferenciação celular (Gonzalez-Mariscal et al., 2008).

A microscopia eletrónica mostra que as junções apertadas aparecem como uma série de contactos discretos entre as membranas plasmáticas de células adjacentes. Por microscopia eletrónica de fratura por congelação, as junções apertadas aparecem como proteínas estreitamente associadas umas às outras como uma série de fibrilhas anastomosadas e ramificadas (Abbott et al., 2006).

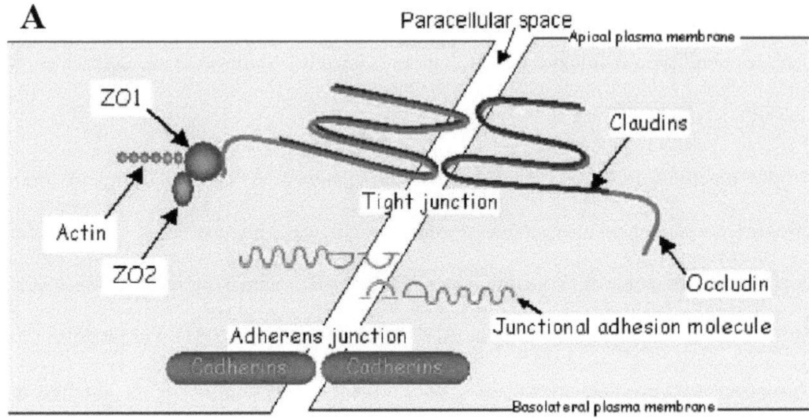

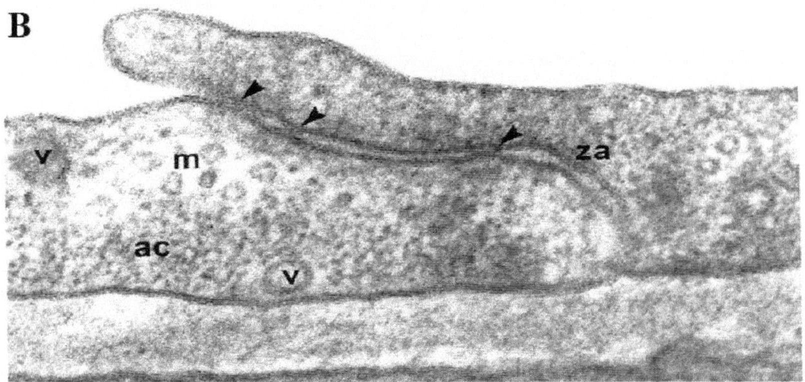

Fig.1.4: A BHE e a junção estreita. **A:** Ilustração esquemática das junções de aperto (Ballabh et al., 2004). **B:** Microscopia eletrónica das células endoteliais que se ligam umas às outras através das junções de aperto (setas) e das junções aderentes (za). (m: microtúbulos; ac: filamentos de actina; v: vesículas plasmalémicas) (de Nag, 2003).

Podem distinguir-se três grupos de proteínas (fig. 1.4):

• Proteínas transmembranares: claudinas, ocludinas e JAMs (moléculas de adesão juncional)

• Proteínas acessórias citoplasmáticas: cingulina, zonula occludens 1, 2 e 3 (ZO-1, ZO-2 e ZO-3) (Hawkins et al., 2005)

• Proteína do citoesqueleto: actina

As proteínas transmembranares estão ligadas ao citoesqueleto de actina pelas proteínas acessórias da junção apertada: ZO-1, ZO-2, ZO-3.

As JAMs estão envolvidas na formação e na manutenção da estrutura das junções estreitas (Vorbrodt e Dobrogowska, 2003; Abbott et al., 2006) e estão envolvidas na regulação da migração transendotelial de leucócitos (Del Maschio et al., 1999).

1.2.2.1.2 Junções aderentes

Estas junções incluem a proteína de membrana, caderina, que se junta ao citoesqueleto de actina através de proteínas intermediárias, chamadas cateninas, para formar contactos adesivos entre as células endoteliais. As junções aderentes são dependentes do cálcio e são essenciais para a formação das junções estreitas. Uma rutura da junção adherens pela remoção do cálcio extracelular leva a uma rutura das junções apertadas (Hirase et al., 1997), o que inevitavelmente abre a BHE (Wolburg e Lippoldt, 2002).

1.2.2.2 Pericitos

Os processos pericíticos estão presentes em torno dos capilares cerebrais, cobrindo 22 a 32% dos capilares (Cardoso et al., 2010), os quais são investidos por uma duplicação da membrana basal à qual se encontram diretamente ligados. Embora a função exacta dos pericitos seja desconhecida, alguns estudos destacam o seu papel importante na vasculatura cerebral. Peppiatt et al. (2006) demonstraram que os pericitos desempenham um papel na constrição da parede do vaso. Ao estimular eletricamente os somatos dos pericitos da retina, observou-se uma constrição capilar, consequente a um aumento da $[Ca^{2+}]$ intracelular. Além disso, a degeneração pericítica no cérebro adulto e envelhecido leva a uma perda de integridade da BHE antes dos fenómenos de neurodegeneração ou inflamação cerebral (Bell et al., 2010).

1.2.2.3 Astrócitos

Os pés terminais astrocíticos são estruturalmente o elemento mais próximo das células endoteliais dos capilares cerebrais, com exceção dos pericitos, cobrindo uma grande superfície do endotélio da BHE e da membrana basal que lhe está associada (fig. 1.5).

Vários estudos de cultura de células sugeriram que a capacidade das células endoteliais do SNC para estabelecer uma BHE não é específica destas células; pelo contrário, é o microambiente destas células que confere as propriedades de barreira aos capilares cerebrais. De facto, astrócitos cultivados, implantados em áreas com vasos normais com fugas, induziram a formação de células endoteliais dotadas de junções estreitas (Janzer e Raff, 1987) e isto através de uma modificação do fenótipo destas células (Federici et al., 1995; Wolburg et al., 1994). Os astrócitos são também parte integrante da função neuronal normal e a grande proximidade dos corpos celulares neuronais aos capilares cerebrais indica que as interações entre todos estes componentes são essenciais para o bom funcionamento de cada um deles (Persidsky et al., 2006); uma perturbação num deles pode induzir alterações na funcionalidade da BHE.

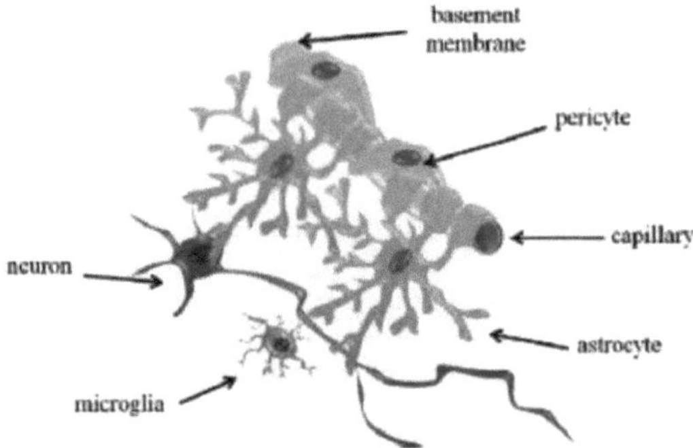

Fig.1.5: Pés terminais astrocíticos que cobrem uma grande superfície dos capilares (de Cardoso et al., 2010)

1.2.3 Funções e propriedades da BHE

A BHE apresenta funções e propriedades específicas essenciais para a proteção do cérebro contra as alterações periféricas.

A BHE é uma barreira selectiva em que moléculas lipossolúveis e pequenas moléculas gasosas, como o O_2 e o CO_2 , podem difundir-se passivamente através da BHE. Em contrapartida, a passagem da maioria dos iões e protões, bem como de grandes moléculas entre o sangue e o cérebro, é limitada (Pardridge, 2003; Abbott et al., 2006). Contudo, os sistemas de transporte específicos presentes nas superfícies membranares das células endoteliais permitem a entrada de nutrientes essenciais, incluindo aminoácidos, e excluem quaisquer compostos potencialmente nocivos (Begley e Brightman, 2003).

1.2.4 Permeabilidade da BBB

São vários os mecanismos que podem modificar a permeabilidade da BHE: estas adaptações incluem a separação das junções de aperto interendoteliais, um aumento do transporte vesicular e a formação de canais transendoteliais, ou as alterações bioquímicas e estruturais da membrana endotelial que resultam num aumento da sua permeabilidade.

A abertura das junções apertadas não foi observada em simulações experimentais de condições que levam a um aumento da permeabilidade da BHE. No entanto, foi observado um aumento da atividade pinocitótica após a injeção intravenosa de sais de mercúrio ou de níquel no rato (Joo, 1971). Godeau e Robert (1979) também observaram um aumento significativo do número de vesículas pinocitóticas após a injeção intravenosa de colagenase ou pronase em ratos. Burns e colaboradores (1981) observaram um aumento significativo da densidade das vesículas pinocitóticas após a injeção intravenosa de agentes de contraste utilizados clinicamente.

Essas alterações (ou seja, aumento da atividade pinocitótica) ocorrem após vários estímulos patológicos e são geralmente transitórias. Não foi observada a formação de canais abertos através do endotélio capilar (Povlishock e Kontos, 1982; Balin et al., 1987). Outros estudos sugeriram que, após uma lesão cerebral, pode haver uma perturbação do plasmalema endotelial (Kawai et al., 1989; Maxwell et al., 1988).

Muitos estudos demonstraram uma perturbação da BHE após isquémia/reperfusão cerebral. No entanto, não é a diminuição do fluxo sanguíneo que leva à permeabilidade da BHE, mas sim a reperfusão do cérebro com uma pressão arterial elevada em vasos cerebrais já dilatados, dilatados como resultado conjunto da acidose e da ausência de autoregualção, ambas induzidas pela isquémia. O estudo de Yang e Betz (1994) demonstra claramente esta sequência de acontecimentos. Comparando um grupo submetido a seis horas de oclusão permanente da artéria cerebral média (ACM) com um grupo submetido a três horas de oclusão seguidas de três horas de reperfusão, não encontraram aumento da permeabilidade da BHE ao traçador utilizado no grupo de ACM permanente, enquanto o grupo submetido a três horas de reperfusão apresentou uma rutura da BHE.

Está bem estabelecido que dois factores independentes aumentam a permeabilidade da BHE (Kuroiwa et al., 1985). O primeiro a aumentar a permeabilidade da BHE, a resposta hemodinâmica, ocorre logo após a recirculação em vasos vasodilatados, enquanto o segundo aumento da permeabilidade da BHE é induzido por agentes desconhecidos libertados do tecido danificado, numa altura em que as células endoteliais e as junções apertadas parecem estar bem preservadas (Westergaard et al. 1976). Este cenário explica o facto de, em várias doenças que afectam o SNC, um aumento da permeabilidade da BHE ser visto como uma consequência da patologia. Esta foi a visão predominante que prevaleceu para explicar a sequência de eventos em modelos como a isquémia cerebral (Valable et al., 2005) ou a lesão cerebral traumática (Readnower et al., 2010). Surgiu um segundo ponto de vista que considera o aumento da permeabilidade da BHE como sendo a causa - e não a consequência - da lesão cerebral em doenças da substância branca, como a esclerose múltipla. De facto, a permeabilidade da BHE pode ser um dos eventos iniciais que conduzem à doença (De Keyser et al., 2008).

No envelhecimento, foi detectado um aumento da permeabilidade, que pode ser uma das principais causas de doença microvascular cerebral (Farrall e Wardlaw, 2009). Estão descritas várias alterações histológicas na vasculatura cerebral, como a perda de células endoteliais capilares, uma diminuição do diâmetro capilar no córtex do rato e uma diminuição do número de mitocôndrias nas células endoteliais do macaco. Também foram observadas alterações no transporte da BHE, como a da colina e uma diminuição do influxo de glucose para o cérebro (Kleine et al., 1993; Tang e Melethil, 1995; Mooradian et al., 1988). Wardlaw e colaboradores colocaram a hipótese de que, após uma alteração da função endotelial, a rutura da BHE pode estar envolvida na patogénese do AVC lacunar e que a integridade da BHE diminui com o envelhecimento normal (Wardlaw, 2008 e 2010).

Em função da intensidade e da duração da hipoperfusão, as lesões cerebrais podem ser a causa ou a consequência de um aumento da permeabilidade da BHE. Para ilustrar este ponto, Kuroiwa et al. (1985) demonstraram que uma diminuição significativa do FSC (inferior a 15 ml/100 g/min.) causada por isquémia cerebral transitória e seguida de uma hiperemia importante conduz a uma rutura da BHE, enquanto uma diminuição moderada do FSC (superior a 15 ml/100 g/min.) não consegue "abrir" a BHE.

Alterações marcantes no FSC não levam instantaneamente a um aumento da permeabilidade da BHE. Alguns autores (Tomimoto et al., 1996; Ueno et al., 2002) colocaram a hipótese de que uma diminuição crónica do fornecimento de sangue ao cérebro, como a hipoperfusão, pode ser responsável pelos danos na substância branca, através de uma rutura progressiva da BHE, e que esta cascata de eventos favorece as deficiências cognitivas, como as observadas na doença de Alzheimer, na leucoaraiose ou na demência vascular.

1.3 Hipoperfusão cerebral crónica

A atividade cerebral local determina o consumo cerebral de oxigénio e de glicose, bem como o fornecimento de sangue à região especificamente activada. Estas relações altamente focalizadas ocorrem no contexto de uma perfusão global inalterada do cérebro:

o fenómeno da autorregulação cerebral.

1.3.1 Autorregulação cerebrovascular

O cérebro depende de um fornecimento contínuo de sangue. O FSC é qualificado pela pressão de perfusão cerebral (PPC), que é definida como a diferença entre a pressão arterial média e a pressão intracraniana, e pela resistência cerebrovascular (RVC) (a PPC dividida pelo FSC define a RVC). A PPC, que, na maioria das situações, é idêntica à pressão arterial média, é a pressão líquida que conduz o fluxo sanguíneo para o cérebro.

Dentro dos limites fisiológicos, quaisquer alterações na CPP retroagem negativamente para alterar a RVC, mantendo então um FSC relativamente constante. Se a CPP diminui, o FSC não cai, devido às reduções compensatórias automáticas na RVC. Da mesma forma, um aumento na CPP não produz um aumento no FSC devido a aumentos compensatórios automáticos na CVR (Aaslid et al, 1989). Para além dos limites em que esta autorregulação do FSC funciona: A CPP varia de 50 a 170mmHg (Harper, 1966; Berne et al., 1981), o FSC cairá ou aumentará em função da CPP.

Além disso, quando a capacidade de vasodilatação autoreguladora para manter o fluxo sanguíneo próximo dos limites normais está quase esgotada, enquanto as arteríolas continuam a dilatar-se, o FSC diminui com a CPP, mas a fração de extração de oxigénio (OEF) aumenta para manter a $CMRO_2$ normal. O cérebro entra então numa fase mais grave de comprometimento hemodinâmico, denominada "perfusão de miséria" (Baron et al., 1981), também designada oligaemia ou hipoperfusão cerebral.

Uma interrupção abrupta do fornecimento de sangue a regiões cerebrais conduz ao AVC e, independentemente do tipo de AVC, há um desequilíbrio entre o fornecimento de sangue e o metabolismo do SNC, tendo como consequência danos neuronais graves localizados no território ou territórios afectados. Embora uma diminuição crónica mas moderada do FSC regional não esteja associada a um enfarte necrótico, afecta os processos de memória (Sopala e Danysz, 2001; Tanaka et al., 1998; De Jong et al., 1999) e pode estar envolvida no desenvolvimento de demência (Farkas et al., 2007).

A hipoperfusão cerebral crónica foi identificada no envelhecimento, na doença de Alzheimer e noutras formas de demência (Buée et al., 1997; Farkas e Luiten, 2001). Por último, foi colocada a hipótese de a hipoperfusão cerebral crónica ser a causa do aparecimento da DA (de la Torre, 2004).

1.3.2 Os efeitos da hipoperfusão cerebral crónica na integridade da substância branca (versus substância cinzenta)

A patogénese das alterações da substância branca no cérebro de indivíduos com DA tem sido atribuída à hipoperfusão cerebral crónica e foi demonstrado que a substância branca é mais suscetível de sofrer danos com a hipoperfusão cerebral crónica do que a substância cinzenta (Brun e Englund, 1986). No entanto, na doença de Alzheimer e noutros processos neurodegenerativos, nunca foi demonstrado que essas lesões fossem exclusivas da substância branca, uma vez que foi observada atrofia tanto da substância cinzenta como da branca (De la Monte, 1989). Além disso, esta hipoperfusão cerebral global que ocorre (Carmeliet et al., 1988) leva a uma diminuição do fluxo através dos capilares cerebrais e, por conseguinte, diminui a disponibilidade de nutrientes para o cérebro, culminando então em caraterísticas neuropatológicas próximas das da DA (Cho et al., 2006). As alterações neuropatológicas nestas lesões cerebrovasculares são caracterizadas por desmielinização e perda axonal. Durante o envelhecimento normal, os estudos post-mortem mostraram uma quebra na integridade estrutural das bainhas de mielina (Bartzokis et al., 2003) semelhante ao quadro histopatológico encontrado em doentes com DA (Terry et al., 1964). Foram observadas alterações vasculares discretas no envelhecimento normal e na DA, que incluem alterações da função endotelial (Levy, 2001) e um espessamento da membrana basal dos vasos (Buée et al., 1997) (fig. 1.6). Quaisquer alterações no diâmetro vascular conduzem a alterações diretas na RVC e no

FSC (Farkas e Luiten, 2001). Além disso, nas doenças dos pequenos vasos (DVS), atribui-se à degeneração microvascular a causa das lesões da substância branca nos idosos (Takebayashi e Kaneko, 1983). Os factores de risco vascular, como o envelhecimento, a hipertensão, a diabetes, a hipercolesterolemia, as doenças isquémicas do coração e o tabagismo, podem ser factores causais do desenvolvimento da hipoperfusão cerebral, que pode levar à DA e a lesões da substância branca (O'Brien et al., 2003). As hiperintensidades da substância branca - o equivalente radiológico da desmielinização - correspondem a um FSC mais baixo na RM (Mastrand et al., 2002) e na tomografia por emissão de positrões (Turc et al., 1994). Na sequência de uma isquémia cerebral focal no modelo do rato, foi demonstrado que as estruturas da substância branca eram sensíveis a uma diminuição do FSC (Pantoni et al., 1996). Além disso, alguns estudos indicam que esta sensibilidade aumenta com a idade (Baltan et al., 2008). Em contraste, Falcão e colaboradores (2004) afirmaram *"a resistência à isquemia da substância branca e cinzenta após um AVC"*, mas os dados apresentados, em doentes após um AVC isquémico agudo, indicaram que tanto a substância branca como a cinzenta apresentavam lesões hipóxicas na RM, mas foi observado *"um tecido potencialmente recuperável na substância branca humana"*, e isto refere-se à penumbra que corresponde ao tecido hipóxico que pode ser salvo através de tratamento terapêutico numa janela terapêutica de 3 horas (The National Institute of Neurological Disorders and Stroke rt-PA Stroke Study Group, 1995). *"Assim, a janela terapêutica limitada de 3 horas beneficia apenas 3% a 8,5% de todas as admissões por AVC em centros individuais"* (Zhan et al., 2011).

Alguns estudos apoiaram a hipótese de que a leucoaraiose (rarefação da substância branca detectada na RM (fig.1.7)) pode ser o resultado de uma alteração da autorregulação cerebrovascular (Pantoni e Garcia, 1997). Estudos histopatológicos em diferentes modelos animais fornecem provas de danos nas estruturas da substância branca após uma diminuição a longo prazo do FSC estudado numa série de modelos animais diferentes

(Farkas et al., 2007).

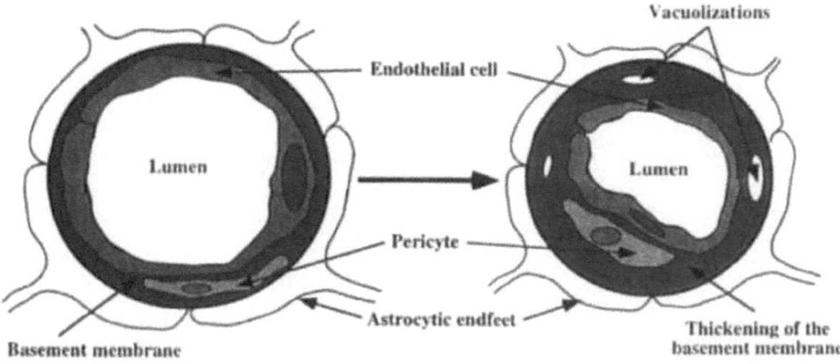

Fig.1.6: Com o envelhecimento, observa-se um espessamento da membrana basal. Na doença de Alzheimer, este espessamento é mais importante com a adição de vacuolizações no interior da membrana basal (de Buée et al., 1997)

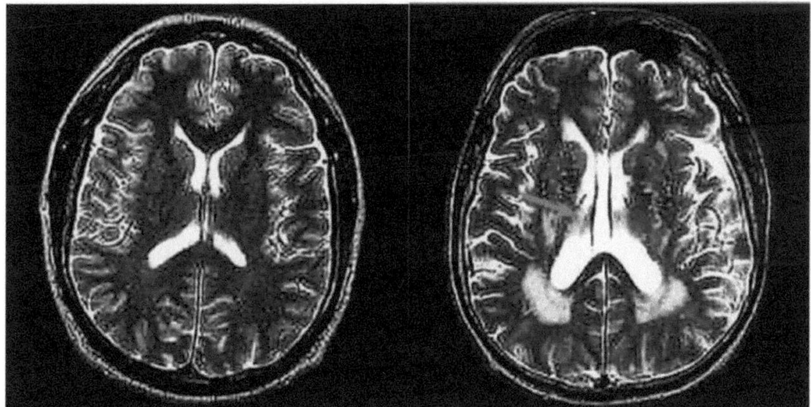

Fig.1.7: RMN mostrando ventrículos aumentados (setas verdes) e hiperintensidades da substância branca (setas vermelhas) num homem de 79 anos (à direita) que correspondem a rarefação da substância branca. À esquerda, um homem de 24 anos (normal). (Modificado de Raz, 2001)

1.3.3 Modelos animais de hipoperfusão cerebral crónica

Foram desenvolvidos vários modelos para estudar o efeito da hipoperfusão no cérebro.

Foram utilizados modelos de acidente vascular cerebral para investigar os efeitos a curto

prazo da oclusão vascular. A interrupção focal do fornecimento de sangue a regiões

específicas conduz a um enfarte, ou panecrose, e a sinais e sintomas neurológicos adequados ao território irrigado. A panecrose é a perda total de todos os elementos celulares (neurónios, glia, células vasculares...) na zona afetada pela isquémia focal. Foram propostos dois modelos de isquémia cerebral focal: uma MCAo permanente (Tamura et al., 1981) e uma MCAo transitória (Longa et al., 1989). No modelo comummente utilizado de MCAo transitória, a reperfusão é efectuada, o que gera uma lesão mais grave do que a observada no modelo de MCAo permanente. A lesão isquémica focal pode ser dividida num núcleo necrótico e numa região de penumbra (Astrup et al., 1981). No entanto, a gravidade do insulto isquémico reduz consideravelmente a oportunidade de ter uma reserva de tecido penumbral potencialmente salvável para resgate no homem (Macrae, 2011). Daí o interesse de um novo modelo baseado numa diminuição moderada e crónica do CBF.

Em oposição às experiências de AVC, o modelo de hipoperfusão cerebral crónica visa investigar um período prolongado de hipoperfusão global do FSC sem reperfusão, em que não existe um núcleo isquémico e uma região penumbral, e o resultado neuropatológico é menos grave do que o observado nos modelos de "AVC" (Farkas et al., 2007). Em conclusão, a hipoperfusão cerebral crónica, induzida por uma diminuição do diâmetro das artérias condutoras, provoca uma patologia clara da substância branca sem o enfarte necrótico associado ao AVC.

Nos idosos, a degenerescência microvascular (SVD) (como se verá adiante) parece provocar lesões da substância branca (Takebayashi e Kaneko, 1983) e a patologia vascular foi também observada nas alterações da substância branca no caso original de Alzheimer como *"aterosclerose moderada nas artérias cerebrais basais de Auguste D"* (Kalaria, 1999). Ueno e colaboradores (2002) detectaram alterações na ultra-estrutura microvascular do cérebro de ratos após hipoperfusão cerebral crónica, o que levou igualmente a danos na BHE. Estas caraterísticas indicam que, na realidade, a indução de **hipoperfusão cerebral crónica modeliza a SVD.** Foram descritos quatro tipos de alterações estruturais nas doenças dos pequenos vasos que afectam vasos de diferentes tamanhos:

• Aterosclerose que afecta os vasos distais de diâmetro: 200-800 gm (Ferrer et al., 2008)

• A lipo-hialinose (também designada por SVD complexa) descreve a deposição de fibrinóides nas paredes dos vasos de diâmetro: 40-300 gm (Fisher, 1972)

• Arteriolosclerose com espessamento hialino nas arteríolas de 50-150 gm de diâmetro (Lammie, 2000)

• Microaneurismas que ocorrem em locais de ramificação em vasos de 100-300 gm de diâmetro (Spangler et al., 1994)

Da nossa análise da literatura, parece que o modelo de oclusão bilateral da artéria carótida comum (BCCAo) replica um estado de aterosclerose após uma diminuição crónica do FSC, com a condição de que ambas as artérias carótidas comuns estejam completa e permanentemente ocluídas.

Os roedores têm sido habitualmente utilizados como modelos de hipoperfusão cerebral crónica devido à sua aceitabilidade económica e ética (Ginsberg e Busto, 1989). Os danos que ocorrem nesses modelos de hipoperfusão não são exclusivos da substância branca. Nos roedores, o rácio substância branca/matéria cinzenta é muito mais baixo do que no ser humano (Hagberg et al., 2002).

No modelo do gerbo, foram introduzidas micromolas em torno de ambas as artérias carótidas comuns sem ocluir totalmente os vasos. As micromolas são frequentemente colocadas numa carótida, enquanto uma segunda é colocada após um determinado período de tempo, devido à sensibilidade do gerbo à anestesia e à cirurgia (Kudo et al., 1990; Hattori et al., 1992). Estas micromolas diminuem o fornecimento de sangue ao cérebro, produzindo uma estenose (fig.1.8a&b). Este procedimento induz uma redução do CBF para menos de 75% dos níveis de base no gerbo. Hattori et al. (1992) observaram que a maioria dos gerbos apresentava lesões unilaterais, o que se explica pelo facto de o gerbo ter um círculo de Willis incompleto. Uma semana após a estenose da artéria carótida comum, foram observadas perdas neuronais, neurónios escuros e degeneração neuronal em regiões selecionadas da massa cinzenta.

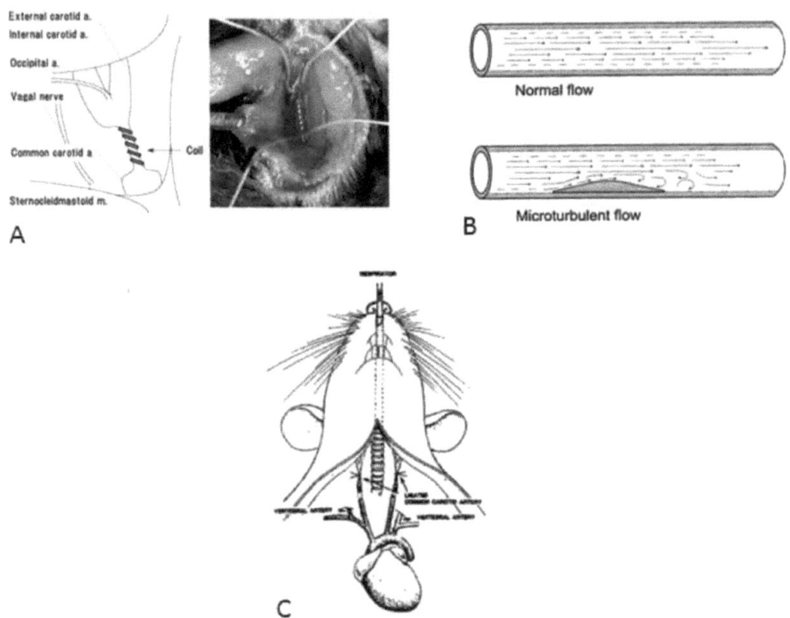

Fig.1.8: Modelos de hipoperfusão cerebral crónica em roedores. A: microbobina colocada na artéria carótida comum do ratinho (Shibata et al., 2004) que produz uma estenose do vaso (Farkas e Luiten, 2001) (B). C: Oclusão bilateral da artéria carótida comum no rato (adaptado de de la Torre et al., 1994)

No modelo do rato (ver fig.1.8A), o procedimento desenvolvido recentemente por Shibata et al. (2004) é idêntico ao do gerbo e conduz, por exemplo, a uma diminuição do CBF para 70% do controlo ao fim de 2 horas (com um diâmetro de bobina de 0,18 mm) e a uma recuperação ao fim de 30 dias para 90% dos valores de base (fig.1.9). Shibata e colaboradores (2004) verificaram que os danos eram específicos da substância branca, sendo mais intensos no corpo caloso e menos graves no trato ótico, quando foram utilizadas micromolas de 0,18 e 0,20 mm; verificou-se uma ausência total de danos na substância cinzenta após 30 dias de estenose bilateral da artéria carótida comum.

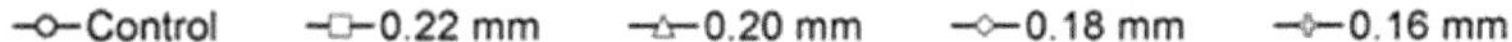

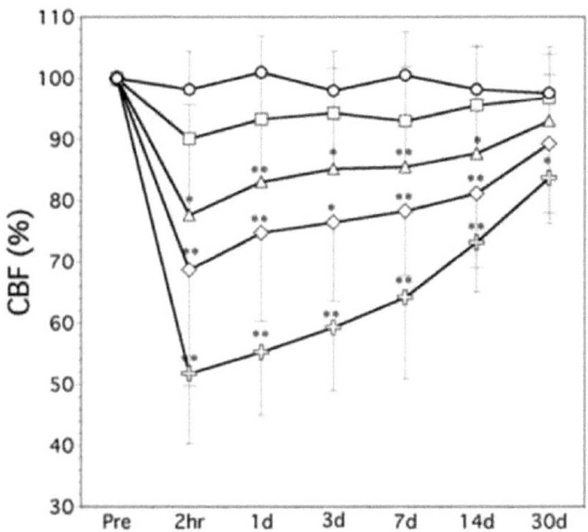

Fig.1.9 : Diminuição do FSC no rato após estenose bilateral da artéria carótida comum de gravidade variável (obtida pela colocação de microssondas de diâmetro graduado e em função do tempo após a indução de hipoperfusão (Shibata et al. 2004).

Um resultado controverso é o de Shibata et al. (2004), que concluíram que a estirpe de ratinhos C57Black/6 apresenta uma maior sensibilidade a lesões após hipoperfusão cerebral crónica ou oclusão da artéria cerebral média devido a uma artéria comunicante posterior *pouco* desenvolvida (Fujii et al., 1997; Kim et al., 2009).

No modelo do rato, o rato Wistar macho apresenta um círculo de Willis completo e a oclusão de ambas as artérias carótidas comuns gera uma situação de hipoperfusão cerebral em vez de isquémia devido ao fluxo compensatório do sistema vertebrobasilar.

O modelo do rato Wistar macho (fig. 1.8c) é habitualmente utilizado para induzir uma hipoperfusão cerebral crónica, levando a uma diminuição do FSC regional (rCBF) de 33 a 45% do nível de controlo na substância branca e nas áreas corticais após dois dias de BCCAo (Otori et al., 2003). O rCBF começa a recuperar para 81,3 a 92,5% dos valores de base após oito semanas de BCCAo (fig. 1.10).

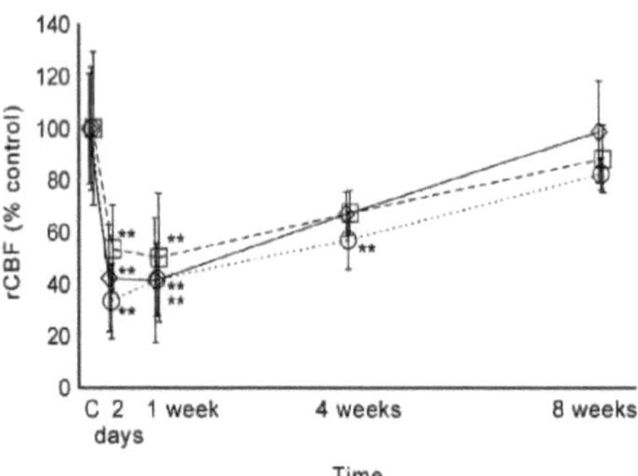

Fig.1.10: Diminuição do FSC regional no rato após oclusão permanente da artéria carótida comum bilateral e em função do tempo após a indução de hipoperfusão (Otori et al., 2003).

1.3.4 Os efeitos do BCCAo nos índices neuropsicológicos

Vários estudos demonstraram que a hipoperfusão cerebral crónica é uma das principais causas que contribuem para a perturbação da memória e a demência vascular (Farkas e Luiten, 2001; de la Torre, 1994; de la Torre, 2000). A maioria dos testes utilizados para medir a memória de aprendizagem espacial após o BCCAo no rato baseou-se no labirinto aquático de Morris e no labirinto radial de oito braços (Ni et al., 1994; Farkas e Luiten, 2001; Farkas et al., 2004; Liu et al., 2005; Shang et al., 2005). Sete dias após a BCCAo, a memória espacial já estava significativamente comprometida nos ratos BCCAo (de la Torre et al., 1997; Pappas et al., 1996) e os desempenhos de aprendizagem e memória foram significativamente prejudicados com o tempo em comparação com os ratos operados com sham (Liu et al., 2005; Ni et al., 1994; Pappas et al., 1996). Estes resultados indicam que a hipoperfusão cerebral crónica conduz a uma deterioração cognitiva progressiva.

1.3.5 Os efeitos do BCCAo nos neurónios e nas células gliais

Nos ratos com BCCAo, não foram detectados danos nos neurónios do CA1 durante a primeira semana de BCCAo, conforme avaliado pela coloração de hematoxilina e eosina

(H&E) (Ohtaki et al., 2006). No entanto, um outro grupo que estudou os efeitos da BCCAo no rato desde uma hora até oito semanas após a BCCAo detectou danos neuronais isquémicos duas semanas após a BCCAo (Schmidt-Kastner, 2001), enquanto Bennett et al. (1998) detectaram células piramidais necróticas duas semanas após a BCCAo. Treze semanas após a BCCAo, Sarti et al. (2002) não conseguiram detetar qualquer lesão neuronal em qualquer estrutura da massa cinzenta examinada. Este último estudo pode ser explicado pelo facto de os macrófagos poderem ter removido quaisquer danos neuronais nesta altura e, por conseguinte, um resultado falso negativo. Em contrapartida, Farkas e colaboradores (2004) encontraram lesões hipocampais unilaterais totais em quatro de seis ratos BCCAo, treze semanas após o BCCAo. Está provado que a morte celular necrótica ocorre antes das oito semanas de BCCAo devido aos baixos níveis de ATP; às oito semanas após o BCCAo, os níveis de ATP regressam ao nível de controlo (Briede e Duburs, 2007; Plaschke, 2005), o que está de acordo com o facto de a necrose se caraterizar pela falta de substrato energético (Ueda e Fujita, 2004). Wakita e colaboradores (1994) investigaram as reacções astrocíticas e a ativação microglial após BCCAo de 1h a 90 dias e verificaram que ambos os parâmetros eram significativamente diferentes, mas apenas após sete dias de BCCAo. Outros detectaram uma ativação microglial evidente após catorze dias após a BCCAo (Farkas et al., 2007). A asteriogliose e a ativação microglial continuam a aumentar às treze semanas após a BCCAo (Farkas et al., 2004; 2005)

1.3.6 Os efeitos do BCCAo na integridade da substância branca

A lesão da substância branca foi descrita em vários estudos que identificaram o trato ótico como sendo a região da substância branca mais vulnerável no cérebro do rato devido ao seu fornecimento direto de sangue a partir da artéria carótida interna (Takizawa et al., 2003, Wakita et al., 2002; Farkas et al., 2004, Ohta et al., 1997). A maioria dos estudos utilizou a coloração de Kluver-Barrera para detetar vacuolizações e rarefação da substância branca de dois dias a quatro meses após o BCCAo; a microscopia eletrónica mostrou que as bainhas de mielina estavam danificadas, com um aumento da densidade de oligodendrócitos (Farkas et al, 2004; 2005; Wakita et al., 2002; Otori et al., 2003; Lee et al., 2006; Wakita et al., 2003; Ohta et al., 1997; Wakita et al., 1994; Cho et al., 2006).

A desmielinização, os danos axonais (Wakita et al., 2002), a proliferação astrocitária, a ativação microglial, a morte celular apóptica de oligodenrócitos e astrócitos (Lee et al., 2006) e o aumento da percentagem de vacúolos no trato da substância branca (Tazikawa et al, 2003) indicam as marcas patológicas na substância branca com o tempo após o BCCAo, semelhantes às identificadas em lesões post mortem da substância branca humana (Sheltens et al., 1995; Tomimoto et al., 1997; Kobayashi et al., 2002).

1.4 Objectivos e finalidades do presente estudo:

Tal como referido na introdução, a hipoperfusão cerebral crónica pode estar na origem de várias alterações patológicas no cérebro e, consequentemente, dos seus corolários disfuncionais e neurológicos. O campo é vasto, mas concentrámo-nos em três questões específicas, a seguir descritas.

1. Caracterizar os efeitos da BCCAo na matéria branca e cinzenta, bem como a ativação microglial nos pontos finais iniciais e posteriores à BCCAo.

Para compreender a possível via da fisiopatologia após o BCCAo, foi efectuado um exame detalhado dos axónios, da mielina, da ativação microglial e dos somatos neuronais em momentos que variaram entre 3 horas e 28 dias após o BCCAo.

Numerosos estudos demonstraram a suscetibilidade da substância branca à hipoperfusão cerebral crónica, manifestada por: uma rarefação dos componentes axonais e da mielina (Wakita et al., 2002; Kim et al, 2008; Cho et al., 2006; Takizawa et al., 2003); perda de oligodendrócitos (Taupin et al., 1997); gliose (Wakita et al., 1994; Ritchie et al., 2004); e ativação microglial (Farkas et al., 2004). No entanto, nenhum deles comparou as sequências temporais de cada um destes processos patológicos e as suas causas subjacentes. A patologia da substância branca, no modelo de hipoperfusão cerebral crónica, tornou-se o objeto de atenção, mas a ligação entre a patologia da substância branca e da substância cinzenta tem sido pouco detalhada. Continua a não ser claro se a lesão da substância branca ocorre antes, com ou depois da lesão da substância cinzenta no modelo de hipoperfusão no rato. Em segundo lugar, mantém-se a questão de saber se o aumento da microglia activada corresponde aos danos na substância branca e/ou cinzenta ao longo do tempo, mais uma vez no mesmo modelo.

2. O aumento da permeabilidade da BHE é responsável pela patologia da substância branca?

Partiu-se da hipótese de que a hipoperfusão cerebral crónica é um fator causal da lesão da BHE. Sabendo-se que não foram apresentadas provas inequívocas do aumento da permeabilidade da BHE após BCCAo, é importante e legítimo saber se o aumento da permeabilidade da BHE é fundamental para a patologia da substância branca.

3. Que proteínas podem estar implicadas na patologia da substância branca?

Tem sido postulado que a hipoperfusão cerebral crónica provoca a morte neuronal e a falha energética como consequência da diminuição do fluxo sanguíneo e da hipoxia. A questão final que investigámos neste trabalho: o grau de hipoxia é suficientemente baixo para ativar a(s) via(s) da apoptose e que via(s) poderia(m) explicar as diferenças entre as alterações patológicas na substância cinzenta e branca num modelo de hipoperfusão cerebral crónica?

Capítulo 2. Materiais e métodos

2.1 Cirurgia

Todos os procedimentos com animais foram realizados ao abrigo de um projeto do Ministério do Interior do Reino Unido e de uma licença pessoal e cumpriram os regulamentos especificados na Lei dos Animais (Procedimento Científico) (1986).

2.1.1 Oclusão bilateral das artérias carótidas comuns (BCCAo)

Os ratos Wistar machos adultos (280-320 g, Charles River laboratories - UK) foram profundamente anestesiados numa caixa de indução com 5% de isoflurano em 30% de oxigénio/70% de óxido nitroso, entubados e ventilados mecanicamente com 2-2,5% de isoflurano em 30% de oxigénio/70% de óxido nitroso durante a cirurgia. Através de uma pequena incisão no pescoço, ambas as artérias carótidas comuns foram expostas, separadas da vagina e duplamente ligadas com uma sutura de seda (ver fig.1.8c), tal como descrito anteriormente (Wakita et al., 1994). Os ratos de controlo (sham) foram submetidos ao procedimento sem oclusão das artérias carótidas comuns. A temperatura rectal foi medida através de sondas termométricas e controlada durante a cirurgia. Em seguida, os ratos recuperaram da anestesia e foram alimentados com comida e água *ad libitum* nas suas próprias gaiolas, tendo sido monitorizados. Em momentos específicos após o início da hipoperfusão cerebral crónica, os animais foram perfundidos transcardialmente com solução salina a 0,9% e paraformaldeído a 4% (PFA). Os cérebros dos ratos foram então removidos e processados para inclusão em parafina e secções de 6Lim cortadas para histologia e imunohistoquímica.

2.1.1.1 Medições do FSC no modelo BCCAo

Não medimos o FSC após a ligadura de ambas as artérias carótidas comuns devido ao número de estudos concordantes que descreveram claramente o padrão do FSC após a indução de BCCAo no rato (ver tabela 2.1). Imediatamente após o procedimento de BCCAo, o rCBF diminui para 34% do controlo no córtex, 58% do controlo no hipocampo, 70% do controlo no tálamo (Choy et al., 2006) e 48% do controlo na janela temporal esquerda (Watanabe et al., 2006). A maior diminuição do rCBF foi registada nas áreas corticais e de substância branca imediatamente após a BCCAo até uma semana após a BCCAo, após o que o rCBF começou a recuperar, mas ainda significativamente inferior à linha de base. No córtex, os valores do rCBF eram de 40 a 63% do controlo e, na substância branca, de 42 a 72% do controlo (Otori et al., 2003; Schmidt-Kastner et al., 2001; Tomimoto et al., 2003; Tsuchiya et al., 1992). Após 4 semanas de BCCAo, o rCBF continua a ser significativamente inferior ao controlo e, de 2 a 6 meses após a BCCAo, registou-se uma ligeira diminuição do rCBF ou nenhuma alteração (Otori et al., 2003; Ohta et al., 1997; Choy et al., 2006).

Estes dados indicam explicitamente que uma ligadura permanente de ambas as artérias carótidas comuns leva a uma diminuição imediata do FSC que recupera lentamente com o tempo após um período de aproximadamente 8 semanas após a BCCAo.

Os valores do FSC cortical, dos onze estudos disponíveis na literatura, são representados em função do tempo (minutos após a BCCAo), sendo a recuperação meio-máxima atingida sete dias após a intervenção. A diminuição máxima teórica do FSC é de - 80% em relação aos valores de controlo e - tal como referido anteriormente - a recuperação total é obtida 2-6 meses após a BCCAo. Os vários valores para a diminuição do FSC imediatamente após a ligadura das artérias carótidas são um pouco dispersos, mas esta variação pode ser inerente à constante de tempo dos diferentes métodos empregues para estimar o FSC (fig. 2.1). A partir de 24 horas e mais tarde após a BCCAo, os numerosos estudos são altamente concordantes. Dada a riqueza e a coerência dos efeitos cerebrovasculares do BCCAo publicados, a originalidade e a justificação ética de futuras investigações podem ser questionadas.

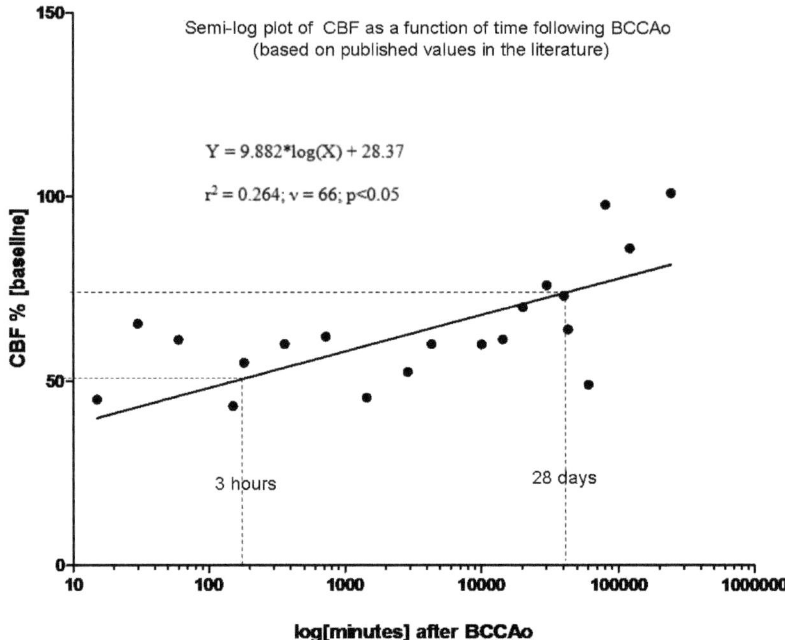

Fig.2.1 : FSC (diminuição em relação aos valores de base ou de controlo) em função do tempo logarítmico (em minutos) após BCCAo dos estudos publicados na literatura, conforme indicado na tabela 2.1). As presentes investigações foram efectuadas entre três e 28 dias, altura em que se esperaria uma diminuição de 50% e 25% do FSC, respetivamente.

Methods	Regions	Times of Sampling/(Value % of control) after BCCAo							References
Continuous arterial spin labelling (CASL) method / spin-echo echoplanar imaging		**Immediately after BCCAo**			**6 Months**				Choy et al. (2006)
	Cortex	34			93				
	Hippocampus	58			103				
	Thalamus	69			107				
[I4C] iodoantipyrine		**60 minutes**							Dietrich et al. (1987)
	Medial cortex	33							
	Lateral cortex	29							
	Hippocampus	27							
	Thalamus	125							
	Caudatoputamen	91							
Laser Doppler Flowmetry	-	**12 hours**							Guang et al. (2006)
		62							
Computed Tomography-angiography and measured by Laser speckle blood flow imager	Frontal cortices	**1 hour**	**3 hours**	**6 hours**	**1 day**	**3 days**	**14 days**	**28 days**	Kitamura et al. (2012)
		62	55	60	59	68	76	87	
Hydrogen clearance method	Caudatoputamen	**15 minutes**							Nagahori et a. (1994)
		45							
[I4C] iodoantipyrine		**2 days**	**7 days**	**28 days**	**56 days**				Otori et al. (2003)
	Parietal cortex	46	45	70	93				
	Temporal cortex	36	40	79	105				
	Hippocampus	78	68	66	101				
	Thalamus	61	58	78	109				
	Corpus Callosum	33	42	56	81				
Colored microsphere method		**2 days**	**10 days**	**3 months**					Ohta et al. (1997)
	Anterior cortex	54	60	82					
	Posterior cortex	47	58	80					
	Hippocampus	65	66	96					

Method	Region	Measurements						Reference
[I4C] iodoantipyrine	Parietal cortex Temporal cortex Hippocampus Thalamus	**7 days** 63 57 75 76						Schmidt-Kastner et al. (2001)
Laser Doppler Flowmetry	Corpus callosum	**1-3 days** 32-34	**7 days** 52	**14 days** 59	**30 days** 64			Tomimoto et al. (2003)
Laser Doppler Flowmetry	Cortex	**30 minutes** 62-69						Ulrich et al. (1998)
[I4C] iodoantipyrine	Frontal cortex Parietal cortex Hippocampus Medial thalamus Corpus callosum	**2.5 hours** 36 31 51 49 49	**7 days** 66 63 74 80 72					Tsuchiya et al. (1992)
Hydrogen clearance method	Frontal cortex	**42 days** 49						Tanaka et al. (1996)
Laser Doppler Flowmetry	Left temporal window	**Immediately after BCCAo** 48	**3 days** 52	**7 days** 70	**14 days** 75	**21 days** 76	**28 days** 76	Watanabe et al. (2006)

Tabela 2.1: Medições do FSC no modelo de rato de BCCAo (p.62-63)

2.1.1.2 Principais factores determinantes dos resultados do BCCAo

O resultado após a ligadura bilateral da carótida comum em roedores depende da anatomia vascular cerebral, da pressão arterial, da idade e dos agentes anestésicos. Não existe uma visão coerente da importância relativa destes factores que resulte de uma revisão exaustiva da literatura (ver Quadro 2.2). A resposta (ou seja, a mortalidade e a morbilidade) ao procedimento não pode ser prevista a partir de trabalhos publicados devido à disparidade de resultados encontrados num modelo de hipoperfusão cerebral crónica no que diz respeito à taxa de mortalidade, à gravidade dos danos, aos vários agentes anestésicos utilizados, à estirpe de roedores e ao tipo de hipoperfusão crónica utilizada. Tudo isto explica a razão pela qual a nossa intervenção consistiu em selecionar um modelo que minimizasse uma taxa de mortalidade importante, particularmente relacionada com a anestesia e a estirpe. Deve, no entanto, notar-se que nas quatro publicações em que foram utilizados ratos Sprague- Dawley, não são apresentados valores utilizáveis para a mortalidade global.

Referências e estirpes de ratos	Idade ou peso	Agentes anestésicos	Mortalidade
de la Torre et al., 1994: macho **Sprague Dawley (SD)**	**12 meses**	**cetamina 100 mg/kg i.m.**	**os ratos mais velhos não são recomendados devido ao aumento da mortalidade**
Liu et al., 2005: machos **Wistar**	**250 a 300 g (8 a 10 semanas)**	**Hidrato de cloral a 10% i.p.**	não indicado
Miyamoto et al., 2001: **machos Wistar**	**250 a 350 g**	**3% de halotano**	**25% (2/8) morreram no grupo 1, 25% (2/8) morreram no grupo 2, 22,2% (2/9) morreram no grupo 3, 16,7% (1/6 morreram) no grupo 4**
Ni et al., 1994: homens **Wistar**	**6-9 meses de idade**	**pentobarbital 40 mg/kg i.p.**	**11,5% (3 de 26) morreram nas 24 horas** seguintes ao BCCAO
Kasparova et al., 2005: machos **Wistar**	**250-350 g** (foram comparados **3-6 meses de idade e 1516 meses** de idade).	**cetamina 50 mg/kg p.a. e xilazina 4mg/kg p.a. por via intraperitoneal**	não indicado
Tanaka et al., 1996: machos **Wistar**	**9 semanas**	**pentobarbital 50 mg/kg i.p.**	**22.2%**
Ohta et al., 1997: macho **Wistar**	**9 semanas**	**pentobarbital 50 mg/kg i.p.**	não indicado
Sopala e Danysz, 2001:	**350-380 g (10**	**Hypnorm (citrato de**	3 controlos e 2 ratos ocluídos

masculino **SD**	semanas de idade)	fentanilo 0,315 mg/ml; fluanisona 10 mg/ml)	**morreram por razões desconhecidas no prazo de 16 meses**
Pappas et al., 1996: homens **SD**	**500-600 g (9 a 10 meses de idade)**	**Cetamina 100 mg/kg i.m. e metoxital sódico 40mg/kg i.p.**	não indicado
Tanaka et al., 1998: machos **Wistar**	**11 semanas**	**pentobarbital 35 mg/kg i.p.**	**36% (em 25 ratos, 9 morreram)**
Davidson et al., 2000: homens **DP**	**510-711 g (10 meses de idade)**	**Hidrocloreto de cetamina 100 mg/kg i.m. e methohexitol sódico 40mg/kg**	não indicado
Liu et al., 2006: machos **Wistar**	**320-360 g**	**hidrato de cloral 350mg/kg i.p.**	**10% (4/40) dos ratos morreram após a oclusão do vaso**
Wakita et al., 1994: machos **Wistar**	**150-200 g**	**pentobarbital sódico 25 mg/kg i.p.**	**13,7% (7/51) morreram 7 dias após a BCCAO**
de Wilde et al., 2002: machos **Wistar**	**4 meses**	**isoflurano**	**uma semana após a cirurgia 21,7% de mortalidade**

Tabela 2.2: Estirpes, agentes anestésicos e taxa de mortalidade no modelo de BCCAo no rato

2.1.1.2.1 Escolha da estirpe

Os ratos Wistar apresentam um círculo de Willis completo, que é importante para o fornecimento de sangue ao cérebro num modelo de oclusão arterial. Um círculo de Willis incompleto pode induzir lesões cerebrais isquémicas mais pronunciadas que podem não "reproduzir" o padrão de patologia observado nas doenças cerebrovasculares em doentes que normalmente apresentam um círculo de Willis completo. O rato Wistar macho é a estirpe mais frequentemente utilizada como modelo de BCCAo; dado o volume de dados auxiliares disponíveis nas publicações sobre o rato Wistar, esta estirpe foi a nossa escolha óbvia (quadro 2.2).

2.1.1.2.2 Escolha do agente anestésico

Wakita et al. (1994) utilizaram o pentobarbital (um barbitúrico injetável) no seu modelo de BCCAo (ver quadro 2.2); contudo, este barbitúrico em particular provoca uma depressão respiratória significativa e a duração da anestesia é extremamente variável: de 10 minutos a várias horas no rato e de 1 a 2 horas nos ratos.

A combinação dos agentes injectáveis cetamina e xilazina induz a anestesia; no entanto, doses excessivas de xilazina podem provocar hipotensão.

A anestesia com isoflurano é mais fácil de controlar de forma estável. Uma outra vantagem do isoflurano é o facto de induzir a anestesia rapidamente (em minutos) e a recuperação é igualmente e a monitorização pós-anestésica é de curta duração em comparação com o pentobarbital.

Estes diferentes elementos levaram à escolha de um agente anestésico halogenado (isoflurano) em todos os estudos efectuados no âmbito deste trabalho.

2.1.2 Injeção estereotáxica de N-metil-D-Aspartato (NMDA) no cérebro

Foram efectuadas injecções estereotáxicas para produzir controlos positivos para a aquisição de RM.

A partir do meu projeto de mestrado (Khallout et al., 2007 dados não publicados), já tinha observado um aumento da permeabilidade da BHE ao azul de Evan (960,82 Da), 24 horas após a injeção de NMDA no caudatoputamen. Este extravasamento aumentou às 48 horas. Como era essencial detetar a permeabilidade da BHE ao Gadolínio (938 Da) durante a aquisição da RMN T1 (e que os parâmetros da RMN estivessem corretos), optei por injetar NMDA no caudatoputamen. Dois dias depois, no rato Wistar macho, foi feito um scanner como controlo positivo para observar um aumento da permeabilidade da BHE ao traçador. Strbian et al. (2008) demonstraram que o padrão de permeabilidade da BHE ao gadolínio e ao azul de Evan no cérebro de ratos isquémicos é semelhante.

Os ratos foram anestesiados inicialmente numa caixa de indução contendo 5% de isoflurano numa mistura de óxido nitroso e oxigénio (70:30), sendo depois transferidos para uma estrutura estereotáxica David Kopf (Clark, Electromedical). Uma máscara facial foi colocada sobre o focinho e o isoflurano foi reduzido para 2-2,5% durante o restante do procedimento cirúrgico. A temperatura rectal foi monitorizada e mantida próxima dos 37°C com a ajuda de lâmpadas de aquecimento.

Foi efectuada uma incisão na linha média do couro cabeludo que, com os temporatis, foi retraída para revelar a superfície do crânio, o bregma e a linha interaural. Os músculos foram retraídos para revelar os ossos occipitais direito e esquerdo, até à base do crânio. Alinhou-se uma seringa de Hamilton de 2 ^l ligada à estrutura estereotáxica sobre o bregma e, em seguida, moveu-se para as coordenadas adequadas a partir do bregma. Foi efectuado um furo sobre esta zona. A dura-máter foi incisada com um gancho dural. Cinco minutos depois, a agulha foi baixada 0,68 mm ventralmente a partir da superfície do cérebro. Injectou-se NMDA (Sigma) em PBS (10mM, pH 7,4) (75 nmoles de NMDA em 1,7pl de PBS) no caudatoputamen, a uma velocidade de 0,1 pl por minuto. Foi injetado um volume total de 2 pl e, em seguida, a agulha foi deixada no local durante mais cinco minutos. Em seguida, procedeu-se a uma segunda injeção de PBS (10 mM, pH 7,4) no segundo hemisfério (controlateral) de forma idêntica. O couro cabeludo foi então suturado, a anestesia foi interrompida e os ratos foram monitorizados nas suas próprias gaiolas com comida e água *ad libitum.*

Quarenta e oito horas mais tarde, os ratos foram novamente anestesiados e foi introduzido um cateter na veia femoral para a injeção de gadolínio antes das aquisições por RM.

2.1.3 Pose do cateter da veia femoral

Em cada momento específico após o início da hipoperfusão cerebral crónica, os ratos foram anestesiados numa caixa de indução com 5% de isoflurano numa mistura de 30% de oxigénio / 70% de óxido nitroso, 20 minutos antes da sessão de RM. Quando completamente anestesiados, foi colocada uma máscara facial e a anestesia foi mantida com 2,02,5% de isoflurano. A veia femoral direita foi exposta e separada do tecido conjuntivo circundante e da artéria femoral. Foi feita uma pequena incisão na veia femoral, comprimida com fio de seda para reduzir o fluxo. Introduziu-se um cateter de polietileno (diâmetro externo de 0,96 mm, diâmetro interno de 0,58 mm; SIMS Portex Ltd; 1 m de comprimento) contendo soro fisiológico heparinizado a 1 cm da veia e fixou-se com sutura de seda 2/0. Foi aplicado anestésico local (xilocaína) no local da incisão, que foi depois suturada. O rato foi então introduzido no aparelho de RMN, sob anestesia (2% de isoflurano numa mistura de 30% de oxigénio e 70% de óxido nitroso). A cabeça foi fixada à bobina através de uma barra auricular. Foi introduzida uma sonda rectal para permitir a monitorização da temperatura. Os animais foram mantidos entre 36,8 e 37°C durante o exame de RM. A ventilação foi monitorizada para assegurar uma respiração constante.

Após a aquisição da sequência T2, foi administrado 1 ml de Gadolínio (Gd-DOTA; ácido gadotérico; DOTAREM; Guerbet) por via intravenosa, após a aquisição do sinal de base da RMN T1.

A aquisição e a análise das diferentes sequências de RM são descritas mais adiante no subcapítulo 2.4.

2.1.4 Perfusão e fixação

Os animais foram profundamente anestesiados numa caixa de indução contendo 5% de isoflurano numa mistura de 30% de oxigénio e 70% de azoto, sendo depois transferidos para uma máscara facial e os níveis de isoflurano reduzidos para 2% até ao final do procedimento. Foi efectuada uma incisão abdominal para revelar o diafragma, que foi excisado. A caixa torácica foi reflectida para expor o coração. Uma agulha romba ligada ao sistema de perfusão foi inserida na aorta ascendente através do átrio direito e foi perfurada para permitir a drenagem do retorno venoso. Entre 2003 e 2000 ml de soro fisiológico heparinizado (1 ml de heparina / 500 ml de soro fisiológico) foram administrados até o perfusato ficar límpido. O rato recebeu então 200-300 ml de PF A a 4% até ao rigor. A cabeça foi retirada e imersa na solução de PFA durante 24 horas. O cérebro foi então retirado do crânio e pós-fixado em PFA durante mais 24 horas.

2.2 Histologia

2.2.1 Processamento e seccionamento em parafina

Após a pós-fixação durante 24 horas, os cérebros inteiros foram colocados numa matriz de cérebro de rato e dissecados coronalmente em cortes de 3 mm. As secções cerebrais foram desidratadas através de uma série de álcoois, limpas com xileno e depois submergidas em parafina líquida a 60°C num processador de tecidos automatizado. As secções cerebrais foram então embebidas em pequenos recipientes contendo parafina líquida, deixadas a arrefecer, depois retiradas e montadas. As secções de parafina (6 pm de espessura) foram cortadas num micrótomo (Leica RM 2135) e montadas em lâminas revestidas com poli-L-lisina. As secções foram feitas em dois locais, a 0,20 e -3,30 mm do bregma, com base no atlas de Paxinos e Watson (Paxinos e Watson, 1998).

2.2.2 Coloração com hematoxilina e eosina

As secções de parafina foram colocadas numa estufa a 60°C durante 30 minutos, depois em xileno durante 15 minutos para remover a cera, depois as secções foram re-hidratadas através de uma série de álcoois, 100% (2X 5mins) > 90% (2mins) > 70% (2mins) e depois em água da torneira durante 10 minutos.

As secções foram imersas em hematoxilina (Thermo Scientific, Loughborough, Reino Unido) durante 1 minuto, enxaguadas e colocadas numa solução alcoólica ácida (ácido clorídrico a 1% em etanol a 70%) durante 8 a 10 segundos para descoloração até uma cor cinzenta, depois colocadas em água da torneira de Scott (2% $MgSO_4$, 0,35% $NaHCO_3$) durante 2 minutos para restabelecer a cor azul dos núcleos. As secções foram colocadas em água corrente da torneira durante 2 minutos e imersas em solução alcoólica não diluída de eosina Y (Surgipath, Cambridgeshire, UK) durante 2 minutos. As secções foram então desidratadas através de uma série de álcoois, 70% (2mins) > 90% (2mins) > 100% (2X 5mins) e xileno (10 minutos) antes de serem montadas com lamelas utilizando DPX (Distrene, Plasticiser, Xylene).

2.2.3 Contracoloração com hematoxilina

As secções embebidas em parafina imunomarcadas com o anticorpo Iba-1 foram contra-coradas para permitir a identificação dos pontos anatómicos. Após a fase de visualização com DAB (3,3'-diaminobenzidina), as secções foram lavadas em água durante 10 minutos e depois colocadas em hematoxilina durante 30 segundos. Após uma lavagem rápida em água, as secções foram colocadas em álcool ácido durante 8 a 10 segundos, depois em água da torneira de Scott durante 2 minutos, enxaguadas em água, desidratadas através de uma série de álcoois, limpas em xileno e montadas em lamelas com DPX.

2.2.4 Quantificação do dano isquémico após BCCAo no rato

Todas as análises histológicas foram efectuadas de forma cega durante um intervalo de dois dias. As secções foram marcadas em ambos os dias e depois os resultados foram comparados para reduzir a variabilidade. Foram utilizadas secções coradas com hematoxilina e eosina para avaliar a extensão dos danos isquémicos. Os neurónios isquémicos foram definidos por um núcleo picnótico intenso, de coloração escura, rodeado por um citoplasma eosinofílico (fig. 2.2.B), enquanto os neurónios saudáveis têm núcleos redondos grandes e corpos celulares com estruturas citoplasmáticas visíveis (fig. 2.2.A). A gravidade dos danos no pericárdio foi avaliada bilateralmente no hipocampo e no caudatoputamen como: 0 = sem danos isquémicos, 1 = pouca presença de danos isquémicos, 2 = danos isquémicos moderados e 3 = danos isquémicos extensos.

Utilização da coloração com hematoxilina e eosina

Em modelos bem controlados de isquémia cerebral focal, a coloração com hematoxilina e eosina demonstra danos isquémicos precoces (picnose e hipercromia) várias horas após a lesão isquémica (Armiger et al., 1977; Okuno et al., 2001). Meng e colaboradores avaliaram a histopatologia na substância branca e cinzenta através de dois métodos: o procedimento de coloração H&E e a técnica de coloração TUNEL. Não conseguiram encontrar quaisquer diferenças em termos de resultados positivos entre os dois métodos

de coloração utilizados (Meng et al., 2005).

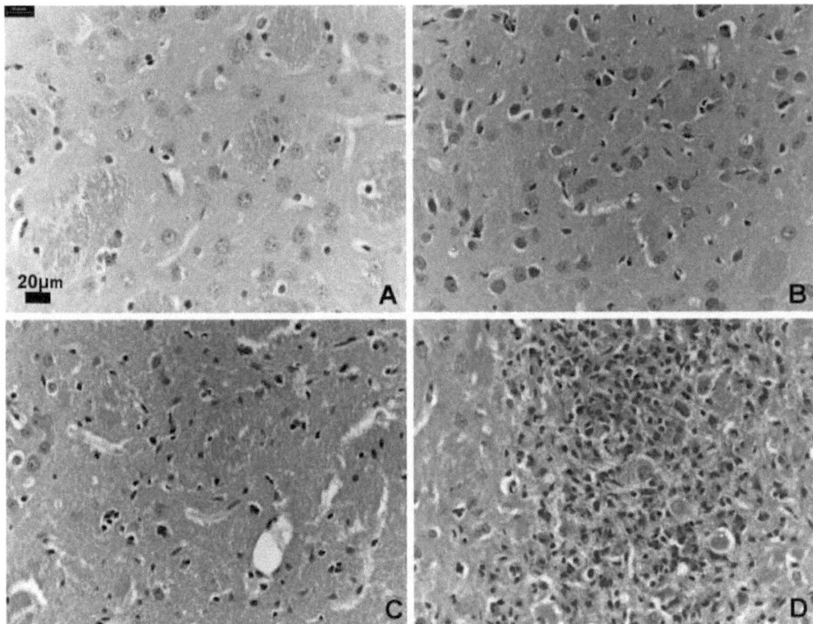

Fig.2.2: Imagens representativas da coloração com hematoxilina e eosina no caudatoputamen após BCCAo. Os neurónios normais aparecem "redondos" com um citoplasma e um núcleo visíveis (A), enquanto os neurónios isquémicos aparecem encolhidos com um citoplasma rosa (B, C, D).

A presença e a extensão dos danos nos pericários (com citoplasma rosa) foram classificadas como normais (grau 0) em A; presença dispersa (B) de neurónios isquémicos (grau 1); números moderados (C) de neurónios isquémicos (grau 2); e neurónios isquémicos quase totais (D) (grau 3). A barra de escala superior esquerda mostra 20 μm.

2.3 Imunohistoquímica

Todas as secções utilizadas para a imunocoloração foram adjacentes às que tinham sido

submetidas a análise histológica e todas as análises de imuno-histoquímica foram

realizadas às cegas ao longo de dois dias, as secções foram pontuadas em ambos os dias

e os resultados foram depois comparados para minimizar a variabilidade.

2.3.1 Princípios gerais

A técnica imunohistoquímica baseia-se numa reação antigénio-anticorpo para localizar o antigénio no tecido. Toda a imunohistoquímica desta tese utilizou o método do complexo avidina-biotina (ABC) para melhorar a sensibilidade e a resolução da técnica, bem como a reação entre um cromogénio (diaminobenzideno: DAB) e o peróxido para produzir um depósito castanho facilmente visível à microscopia ótica. O método ABC (Hsu et al., 1981) é um método indireto de deteção de anticorpos que explora a elevada afinidade de ligação da avidina, uma grande glicoproteína da clara de ovo, à biotina, uma proteína de baixo peso molecular da gema de ovo.

2.3.2 Protocolo

As secções de parafina foram colocadas na estufa a 60°C durante 30 minutos, depois em xileno durante 10 minutos para remover a cera, em seguida as secções foram re-hidratadas em álcool absoluto a 100% (2X 5mins) antes de serem imersas numa solução de bloqueio contendo 3% de peróxido de hidrogénio di-hidrogenado (Sigma) em metanol a 100% durante 30 minutos. As secções foram então colocadas em água corrente da torneira durante 10 minutos. Um número limitado de anticorpos exige mais uma etapa de recuperação de antigénio. Resumidamente, as secções foram submersas em ácido cítrico (10 mM, pH 6) e colocadas no micro-ondas na potência máxima durante 2X 5 minutos até à ebulição. Após um período de arrefecimento de 20 minutos, as secções foram lavadas em PBS 2X 5 minutos e depois aneladas com uma caneta hidrofóbica (Vetor Labs) antes da solução de "bloqueio" contendo 10% de soros normais e 0,5% de albumina de soro bovino (BSA) em PBS durante 1 hora à temperatura ambiente. Esta etapa bloqueia os locais de ligação não específicos com os soros normais da espécie em que o anticorpo secundário foi criado. Em seguida, a solução de bloqueio é removida e o anticorpo primário (criado num animal contra o antigénio de interesse), diluído a uma concentração adequada em PBS, foi colocado a 4°C durante a noite. Os pormenores relativos às concentrações de anticorpos primários, à fonte, à solução de bloqueio adequada e ao anticorpo secundário estão descritos no quadro 2.3. No segundo dia, as secções foram lavadas em PBS 2X 10 minutos antes de receberem o anticorpo secundário biotinilado (criado contra a espécie animal em que o anticorpo primário foi produzido) em PBS durante 1 hora à temperatura ambiente. Posteriormente, as secções foram lavadas em PBS (2X 10 minutos) e depois incubadas com uma solução do complexo avidina-biotina-peroxidase (Vetor Laboratories, Reino Unido) preparada de acordo com as instruções do fabricante em PBS à temperatura ambiente durante 1 hora. As secções foram então lavadas em PBS (2X 10 minutos) e depois incubadas com uma solução de DAB (Vetor Laboratories) em água destilada, novamente de acordo com as instruções do fabricante, durante 3 minutos, para visualizar a ligação do anticorpo. As secções foram então desidratadas através de uma série de álcoois, 70% (2 minutos), 90% (2 minutos), 100% (2X 5 minutos) e xileno (10 minutos), antes de serem cobertas com uma lamela em DPX. Foram efectuados controlos negativos em todos os protocolos imunohistoquímicos, omitindo o anticorpo primário, o que resultou numa deteção mínima.

Anticorpo primário	Espécie, tipo	Fornecedor	Diluição	Soro de bloqueio	Anticorpo secundário
APP	Rato, 22C11	Millipore	1:1000	10% de soro de cavalo normal, 0,5% de BSA em PBS	Anti-camundongo biotinilado
GAM	Cabra, policlonal	Santa Cruz Biotecnologia	1:2000	10% de soro de cabra normal, 0,5% de BSA em PBS	Anti-cabra biotinilado
Iba-1	Coelho, policlonal	A. Menarini	1:750	10% de soro de cabra normal, 0,5% de BSA em PBS	Anti-coelho biotinilado

Tabela 2.3: Anticorpos primários e secundários utilizados em experiências imunohistoquímicas de inclusão em parafina

2.3.3 Quantificação do dano axonal após BCCAo no rato

A proteína precursora da amiloide (APP) é o passo no metabolismo/formação da amiloide P/A4, que se acumula nos cérebros da doença de Alzheimer (Kang et al., 1987). A APP é transportada por transporte axonal anterógrado rápido (Koo et al., 1990) e a sua acumulação indica uma perturbação neste transporte (Gentleman et al., 1993). Nas regiões onde ocorrem danos axonais, as estruturas ricas em APP são evidentes como axónios escuros, inchados, bulbosos e distróficos.

A gravidade da patologia axonal foi avaliada bilateralmente através de uma escala semi-quantitativa no corpo caloso, na cápsula externa, na cápsula interna, no trato ótico e no caudatoputamen, o método de quantificação baseou-se nos métodos referidos por Gentleman et al. (1995), Gleckman et al. (1999) e também Saatman et al. (2003), como: normal (grau 0), acumulação ligeira de PPA (grau 1), acumulação moderada de PPA (grau 2), e uma acumulação extensa de PPA (grau 3), ver fig.2.3.

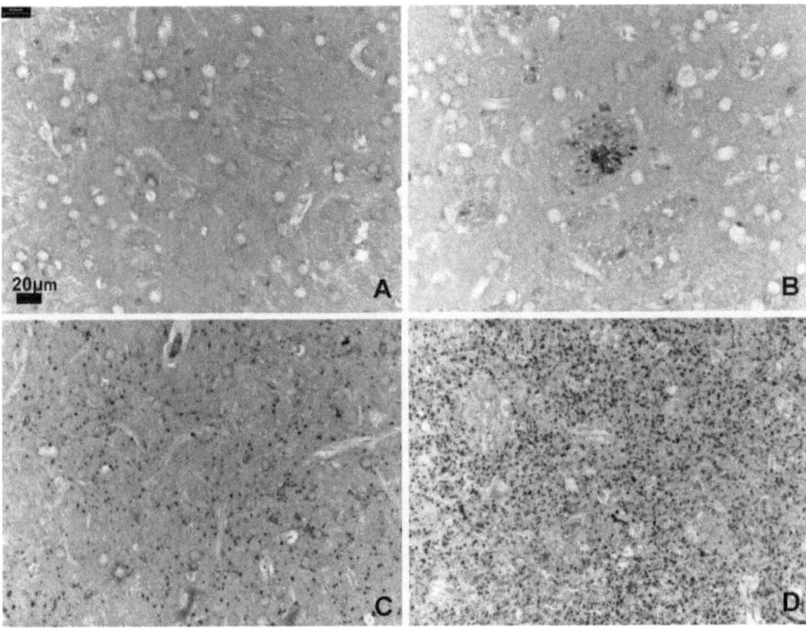

Fig.2.3: Imagens representativas da acumulação de APP (pontos pretos) no caudatoputamen após BCCAo. A presença de danos axonais foi classificada como ausente (grau 0) em A; ligeira acumulação de APP (grau 1) em B; acumulação moderada de APP (grau 2) em C; e acumulação maciça de APP (grau 3) em D. A barra de escala superior esquerda mostra 20 µm.

2.3.4 Quantificação dos detritos de mielina após BCCAo no rato

O MAG é um constituinte das bainhas de mielina em todo o sistema nervoso e está localizado nas lamelas periaxonais das bainhas de mielina. Além disso, o MAG está envolvido no reconhecimento da superfície celular (Poltorak et al., 1987) e foi identificado como uma das primeiras proteínas da mielina a sofrer após isquémia (Aboul-Enein et al., 2003).

Os detritos de mielina foram avaliados (fig. 2.4) no corpo caloso, na cápsula externa, na cápsula interna, no trato ótico e no caudatoputamen como: ausentes, inexistentes (grau 0), ligeira acumulação de detritos de mielina (grau 1), acumulação moderada de detritos de mielina (grau 2) e uma grande acumulação de detritos de mielina (grau 3).

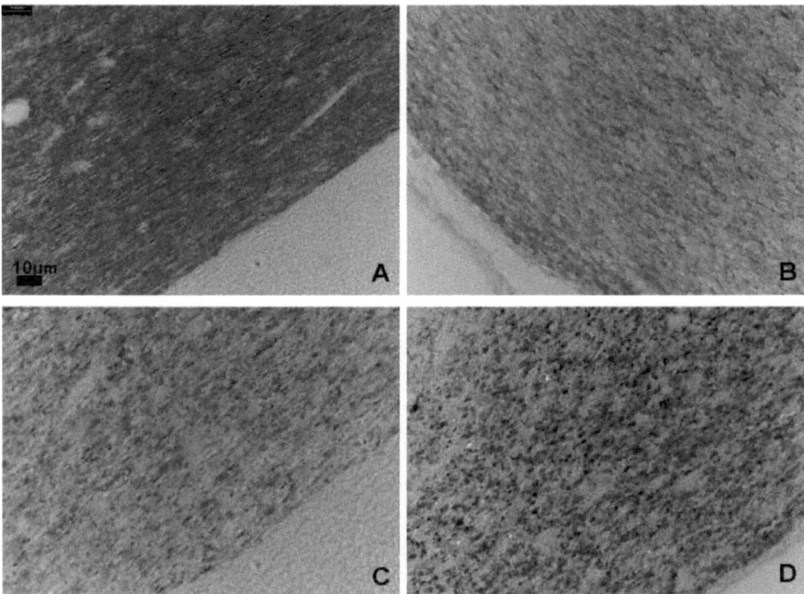

Fig.2.4: Imagens representativas da coloração MAG no trato ótico após BCCAo. O grau de presença de detritos de mielina (pontos pretos) foi classificado como ausente (grau 0) em A; ligeira acumulação de detritos de mielina (grau 1) em B; acumulação moderada de detritos de mielina (grau 2) em C; e presença grave de detritos de mielina (grau 3) em D. A barra de escala superior esquerda mostra 10 μm.

2.3.5 Quantificação da ativação microglial patológica após BCCAo no rato

A molécula adaptadora de ligação ao cálcio ionizado 1 (Iba-1) é uma proteína expressa de forma elevada e específica na microglia; a Iba-1 desempenha um papel na ação reguladora da microglia activada (Ito et al., 1998).

Devido à dificuldade de definir com precisão as células individuais da microglia num tecido afetado, foi utilizada uma escala de avaliação semi-quantitativa. A quantidade de microglia activada foi avaliada (Fig. 2.5) como 0 = presença normal de microglia activada, 1 = aumento acentuado da ativação microglial, 2 = aumento maciço da ativação microglial.

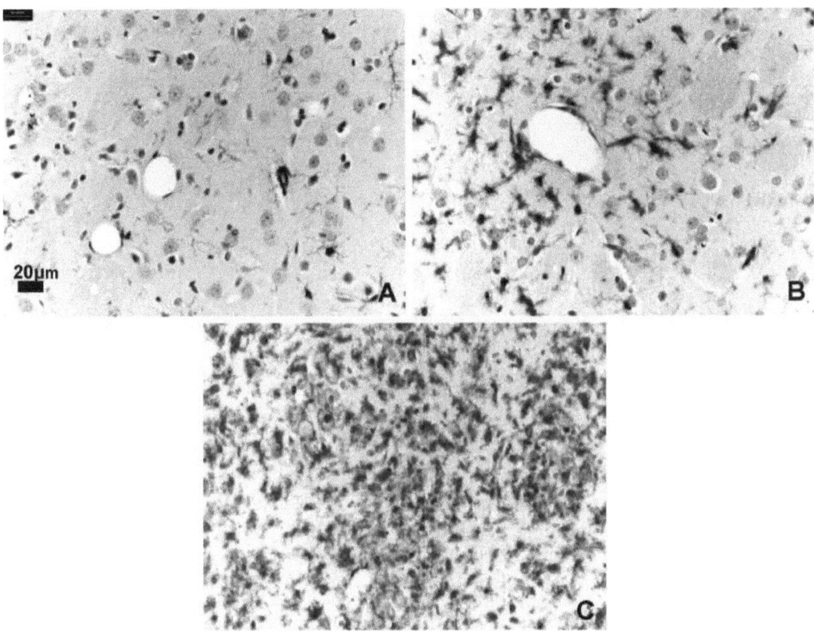

Fig.2.5: Imagens representativas da coloração de Iba-1 no caudatoputamen após BCCAo. A presença de microglia activada (em castanho) foi classificada como normal em comparação com a simulação (grau 0) em A; um aumento moderado da ativação da microglia (grau 1) em B; aumento grave da ativação microglial (grau 2) em C. A barra de escala superior esquerda mostra 20 µm.

2.3.6 Avaliação dos danos axonais, dos resíduos de mielina, dos danos no pericárdio e da ativação microglial

Tal como referido anteriormente, as regiões de substância cinzenta e branca investigadas bilateralmente no presente estudo foram localizadas a +0,20 e -3,30 mm do bregma, com base no atlas de Paxinos e Watson (Paxinos e Watson, 1998). Foram selecionadas as seguintes regiões (fig.2.6): corpo caloso, cápsula externa, fímbrias, cápsula interna, trato ótico, caudatoputamen e hipocampo. Para avaliar a extensão e a evolução da patologia induzida pela ligadura da carótida, calculámos uma pontuação global individual como: Soma (Σ) de cada grau em cada região de interesse, conforme observado em cada hemisfério. Uma pontuação alta indica patologia generalizada; uma pontuação baixa indica danos mais discretos.

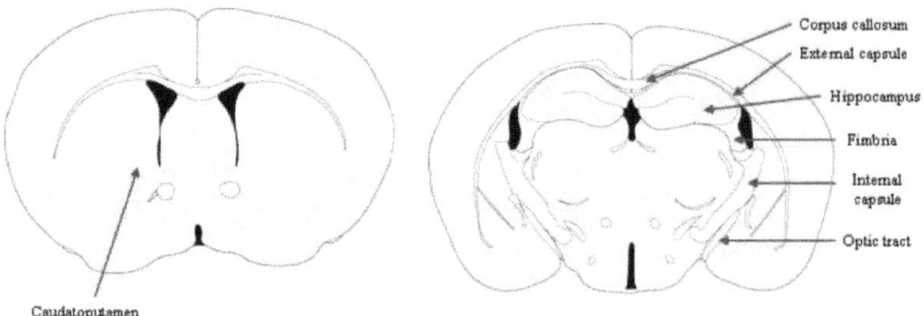

Fig.2.6: Regiões de interesse da substância branca e cinzenta

2.4 Imagem de ressonância magnética in vivo

2.4.1 Princípio

A ressonância magnética (MRI) é um método não invasivo utilizado em radiologia que fornece imagens tridimensionais detalhadas e precisão anatómica seccional dentro de um objeto. A tecnologia baseia-se no fenómeno físico da ressonância magnética nuclear, ou seja, a observação da ressonância magnética nuclear dos protões na água contida no corpo, isto é, a resposta dos núcleos sujeitos a um campo magnético externo e a uma excitação electromagnética. A intensidade recolhida num elemento de volume (voxel) depende da concentração de água nesse local, obtendo-se assim uma imagem tridimensional da distribuição da água no organismo. De acordo com o método utilizado, o contraste entre dois voxels pode ser aumentado se os tempos de relaxação dos spins nucleares (que descrevem o regresso ao equilíbrio após excitação dos núcleos) forem diferentes nas duas áreas. Assim, é possível observar alterações nos tecidos (como tumores) devido a diferenças na densidade e relaxamento da água.

Todos os núcleos têm uma carga, e esta carga gira em torno de um eixo nuclear e gera um dipolo magnético que é expresso por uma quantidade chamada momento magnético (p). Na ausência de campos magnéticos, os momentos magnéticos não estão orientados. (Fig.2.7).

Fig.2.7: Momento magnético e sua orientação na ausência de campos magnéticos

Na presença de um campo magnético estático, os momentos magnéticos assumem uma determinada orientação que corresponde a um determinado estado de energia (Fig.2.8)

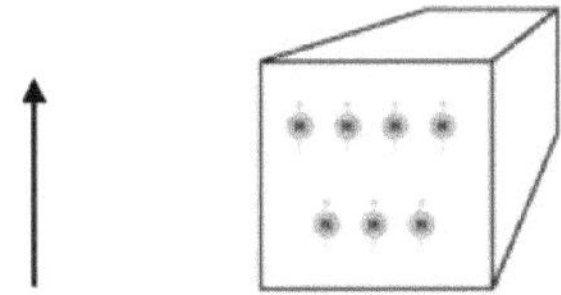

Fig.2.8: Orientação dos momentos magnéticos na presença de um campo magnético

Para observar a ressonância, é necessário fornecer energia para que os núcleos passem do seu estado fundamental para o estado excitado. Esta energia é fornecida por um segundo campo magnético com intensidade ($\sim 10^6$) menor que o anterior.

A relaxação ocorre após a absorção da energia electromagnética fornecida pelo segundo campo magnético; os núcleos tendem então a regressar à sua posição de equilíbrio. Esta relaxação pode ser decomposta em dois fenómenos: a relaxação longitudinal (T1) e a relaxação transversal (T2).

A relaxação longitudinal, designada por relaxação T1, corresponde ao regresso à energia de equilíbrio do sistema após a excitação. A constante de tempo T1 é definida como o tempo necessário para que os protões atinjam os dois terços da sua magnetização.

O relaxamento transversal denominado T2 é normalmente definido como o tempo durante o qual a intensidade diminui em dois terços do seu valor inicial.

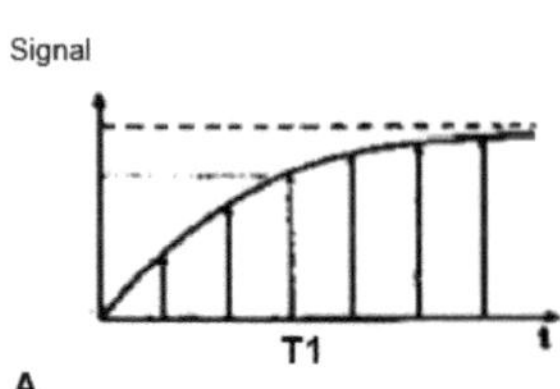

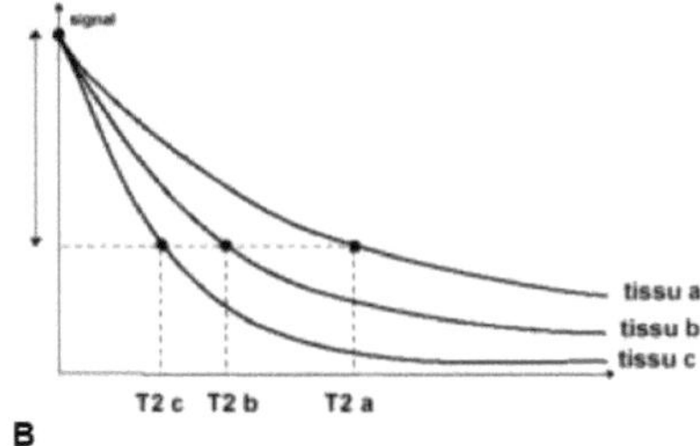

Fig.2.9: Tempos de relaxamento das medições T1 (A) e T2 (B).

Os tempos de relaxação T1 e T2 dos tecidos dependem (fig. 2.9) da mobilidade dos núcleos de hidrogénio presentes nestes tecidos: o tempo de relaxação aumenta com a hidratação destes tecidos e diminui quando a hidratação diminui. De facto, uma lesão aguda, acompanhada na maioria dos casos de inflamação e edema, aumenta a quantidade de água nestes tecidos.

A RM baseia-se nas diferenças de T1 e T2 e na densidade de protões (teor de água e mobilidade das moléculas de água) nos tecidos e detecta o sinal dos protões de água móveis (livres) (com T2 longo). O tempo de relaxamento T2 dos protões de água menos móveis (ligados) associados a macromoléculas e membranas é demasiado curto para ser detectado na RMN (ver fig. 2.10).

A MTI baseia-se na interação de magnetização entre os protões da água e os protões ligados a macromoléculas. Se for aplicada uma frequência de rádio fora da ressonância aos protões macromoleculares, a saturação destes protões é transferida para os protões da água e conduz a uma diminuição do sinal, dependendo da magnitude da transferência de magnetização entre as macromoléculas do tecido e a água. Com o MTI, é possível detetar a presença ou ausência de macromoléculas (por exemplo, em membranas ou tecido cerebral).

O rácio de transferência de magnetização (MTR) é a diferença na intensidade do sinal com ou sem transferência de magnetização. Uma MTR inferior numa região, em comparação com o controlo, indica uma diminuição da densidade das macromoléculas (tecido ou membranas...) para trocar magnetização com as moléculas de água circundantes. Reflecte assim a presença de danos (Iannucci et al., 2001; Wolff e Balaban, 1989).

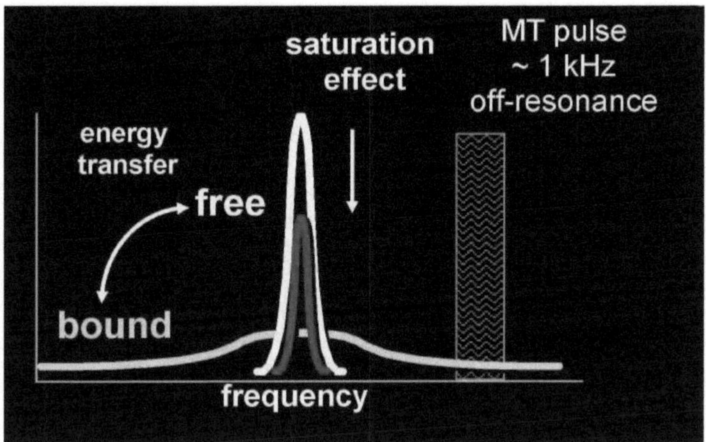

Fig.2.10: Princípio da imagiologia por transferência de magnetização (MTI)

2.4.2 Conceção experimental

O projeto experimental está ilustrado na figura 2.11. Os ratos foram divididos em dois grupos com um tempo de sobrevivência de três horas ou de sete dias após o BCCAo.

Após o atraso imposto após a intervenção, os ratos foram introduzidos no túnel para as aquisições de RM. Cada animal recebeu uma injeção de gadolínio (Gd-DOTA; ácido gadotérico; DOTAREM; Guerbet) antes da aquisição por RM de T1, para medir a integridade da BHE após o início da hipoperfusão cerebral crónica.

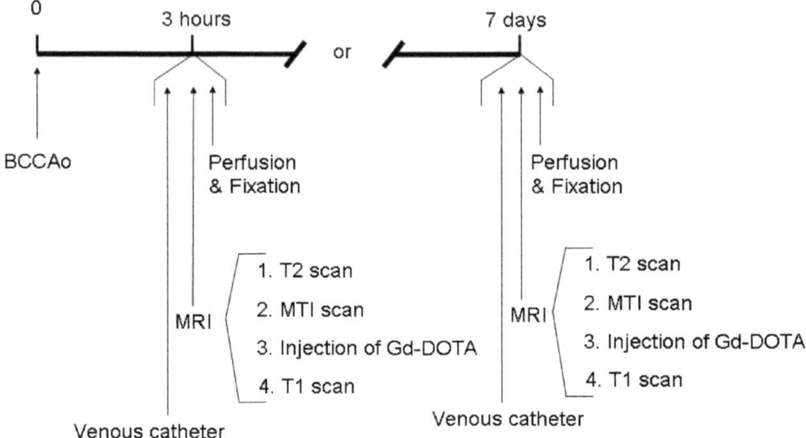

Fig. 2.11: Desenho experimental para a aquisição de RMN três horas ou sete dias após o BCCAo

2.4.3 Exames de ressonância magnética

Após a colocação do cateter venoso femoral, os ratos foram colocados num suporte compatível com a RM (Rapid Biomedical, Wurzburg, Alemanha). A temperatura rectal e a respiração foram monitorizadas e controladas durante todo o exame (SA Instruments Inc., Stony Brook, NY, EUA) para garantir parâmetros fisiológicos normais e estáveis. Os dados de RMN foram obtidos com um scanner pré-clínico Varian 7T (Varian Inc., Oxford, Reino Unido) equipado com uma bobina de volume de 72 mm e uma bobina de matriz faseada para cérebro de rato (Rapid Biomedical).

As aquisições de RM foram efectuadas pelo Dr. Maurits Jansen e pelo Sr. Gavin Merrifield. O Dr. Mark Bastin processou as imagens T2 e T1 e as imagens MTI foram transformadas em mapas paramétricos MTR. De seguida, analisei as imagens de RM às cegas através da utilização do software ImageJ (V1.43). Foram medidos os valores médios de cinzento por secção para cada região e comparados os dois grupos de controlo e os dois grupos BCCAo.

Cada exame completo de RMN teve a duração de 1 hora e incluiu as sequências abaixo indicadas:

- T2 de alta resolução (exame estrutural)
- MTI (integridade da substância branca)
- Linha de base para T1
- Injeção de Gd
- T1 (integridade da BBB)

Dezanove cortes contíguos foram visualizados em T2 para uma resolução estrutural detalhada com um campo de visão de 26x26 mm, uma matriz de aquisição de 192X192 e uma espessura de corte de 0,8 mm; a dimensão do voxel de aquisição foi de 0,2x0,2x0,8 mm. Os tempos de repetição (TR) e de eco (TE) para cada volume de spin-eco rápido foram de 3000 e 36 ms.

A aquisição T1 foi efectuada para medir a integridade da BHE com gadolínio como traçador. Novamente, dezanove cortes contíguos foram visualizados com um campo de visão de 26x26 mm, uma matriz de aquisição de 128X128 e uma espessura de corte de 0,8 mm; a dimensão do voxel de aquisição foi de 0,2x0,2x0,8 mm. O TR e o TE para cada volume de spin-eco rápido foram de 780 e 9,48 ms.

O protocolo de MT-MRI empregou duas sequências spin-eco (TR 2300 e TE 12,52 ms) com parâmetros de aquisição idênticos aos do T1; uma foi adquirida com um pulso de transferência de magnetização aplicado 3 kHz fora da ressonância.

2.4.4 Análise de imagens

Depois de as aquisições terem sido processadas pelo Dr. Mark Bastin, selecionei as regiões de interesse (ROI), tal como descrito por Lannucci e colaboradores (2001), e delimitei manualmente, com o software ImageJ (versão 1.43), o corpo caloso (Fig.2.12 A-E- I), o caudatoputamen (Fig.2.12 B-F-J), a cápsula externa (Fig.2.11 C-G-K) e a cápsula interna (Fig.2.12 D-H-L) em ambos os hemisférios nas imagens ponderadas em T2 (A a D), nos mapas MTR (E a H) e nas imagens ponderadas em T1 (I a L). Cada área foi medida através do ImageJ. Os valores médios de cinzento obtidos a partir do ImageJ

foram comparados (MTR) entre cada BCCAo e o grupo sham apropriado. O realce do
sinal (em percentagem) do gadolínio foi comparado para as imagens ponderadas em T1,
conforme explicado abaixo (secção 2.4.5).

Para reduzir a variabilidade, foi efectuada uma segunda análise dois dias após a primeira
e os resultados foram correlacionados no GraphPad Prism (v5.03) (Fig.2.13).

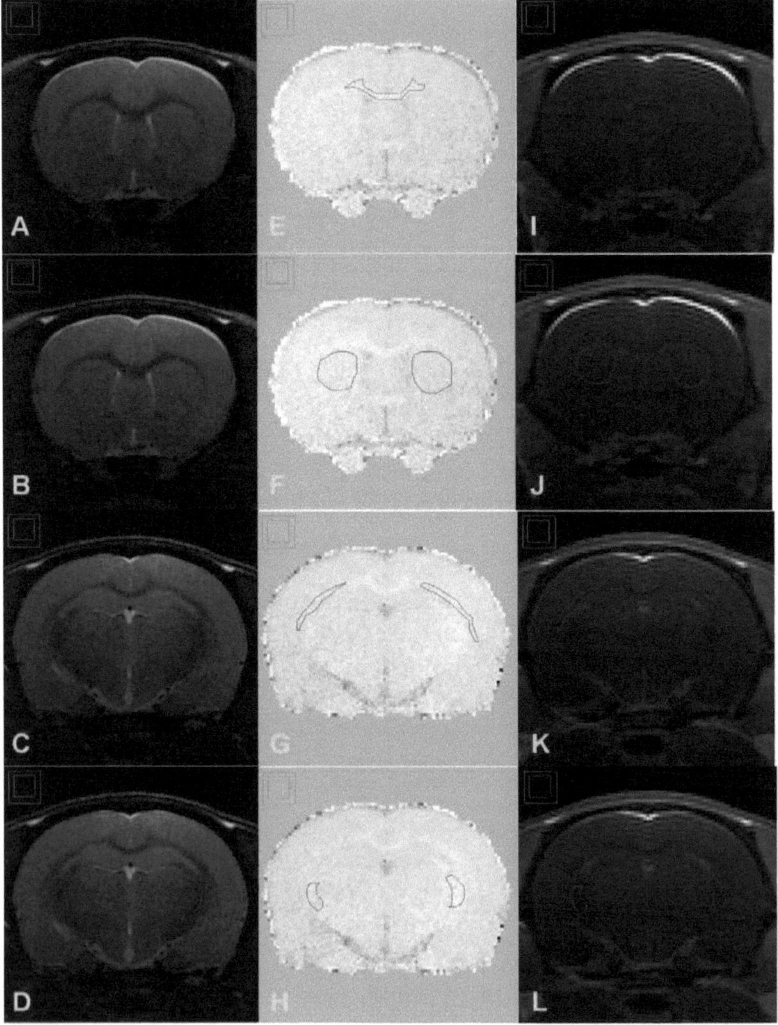

Fig.2.12: Imagens coronais de RM para mostrar os ROIs selecionados no corpo caloso
(A, E, I), no caudatoputamen (B, F, J), na cápsula externa (C, G, K) e na cápsula interna

(D, H, L), delineados por limites vermelhos, nas imagens ponderadas em T2 (A-D), nos mapas paramétricos MTR (E-H) e nas imagens ponderadas em T1 após a injeção de Gd-DOTA (I-L).

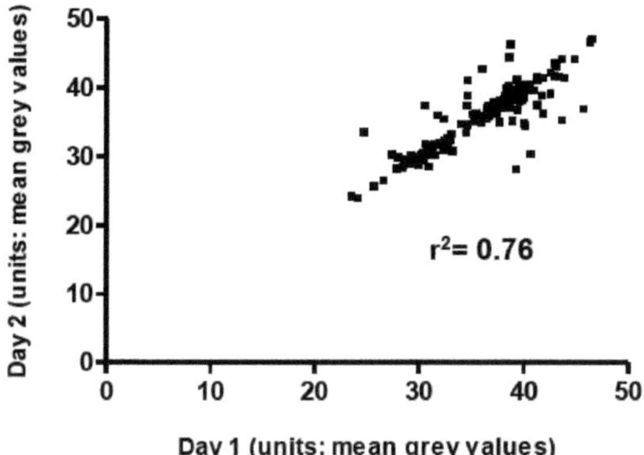

Fig.2.13: Primeira e segunda avaliação das análises T2, MTR e T1 efectuadas em dias diferentes e comparadas por correlação (p<0,0001) no GraphPad Prism (v5.03)

2.4.5 Medição da permeabilidade da BBB

Um capilar cerebral saudável com uma BHE intacta não é permeável ao agente de contraste (Gd-DOTA), que permanece intravascular, ao passo que um capilar em sofrimento com uma BHE perturbada se torna permeável ao agente e conduz a uma acumulação do agente de contraste no neurópilo. Por conseguinte, a medição do aumento do sinal de Gd-DOTA pode ser utilizada como um indicador de disfunção da BHE.

Os valores médios de cinzento foram obtidos pelo ImageJ após a seleção da estrutura, conforme descrito acima. O valor médio de cinzento antes da injeção de Gd-DOTA representa a linha de base. Em seguida, a percentagem de aumento do sinal de Gd-DOTA em comparação com a linha de base foi calculada da seguinte forma para cada região cerebral selecionada:

Intensificação do sinal do Gd-DOTA (%) = (valor cinzento médio após a injeção de Gd-DOTA - valor cinzento médio antes da injeção de Gd-DOTA) * 100 / (valor cinzento médio antes da injeção).

2.5 Western blotting

Os western blots e RT-PCR, bem como as respectivas análises estatísticas, foram efectuados pela Dra. Severine Launay e pela Menina Abigail Herrmann. Todas as intervenções cirúrgicas e a extração dos tecidos cerebrais foram realizadas pela Dra. Severine Launay.

As técnicas de Western blotting foram utilizadas para determinar os níveis de caspase-3, MMP-2 (metaloproteinase-2), VEGF (fator de crescimento endotelial vascular) e HIF-1a (fator 1-α induzido pela hipóxia) em ratos BCCAo e sham, três horas e sete dias após a cirurgia. Após cada ponto temporal, os ratos foram anestesiados (5% de isoflurano numa mistura de 30% de oxigénio/70% de óxido nitroso). Depois de profundamente anestesiados, os ratos foram decapitados e os cérebros foram retirados do crânio. Três regiões cerebrais foram extraídas em gelo seco: o córtex, o corpo caloso e o caudatoputamen. Os dois meios-cérebros foram separados para utilizar um para a análise por western blot e o outro para a análise por RT-PCR.

Todas as estruturas cerebrais foram homogeneizadas num tampão constituído por 9 M de ureia, 4% de CHAPS (um detergente zwitteriónico que protege o estado nativo das proteínas - Sigma, C9426) e um cocktail completo de inibidores de proteases (Sigma) e centrifugadas a 10 000 rpm durante 10 minutos. Os sobrenadantes foram recuperados e armazenados a -80°C até serem necessários. A concentração proteica de cada amostra foi analisada pelo método de Bradford. As amostras foram desnaturadas a -70°C durante 10 minutos antes da separação em gel Bis-Tris 4-12% (Invitrogen) a 80 V durante 150 minutos. As proteínas foram transferidas por electro-transferência (30 V, 1 hora) para uma membrana de nitrocelulose (Biorad). Após bloqueio (10 ml de tampão de bloqueio Odyssey, 10 ml de PBS), as membranas foram incubadas durante a noite com uma solução de bloqueio contendo Hif1-α, Caspase-3, VEGF, MMP-2 (ver quadro 2.4). Depois de lavadas seis vezes durante cinco minutos em solução de PBS/0,1% Tween-20, as membranas foram incubadas durante uma hora com os anticorpos secundários apropriados com corante IR (infravermelhos) 680 e 800 (1:50000, LI-COR Biosciences). As membranas foram novamente lavadas com uma solução de PBS/0,1% Tween-20, sendo a lavagem final efectuada apenas com PBS. As imagens das membranas foram obtidas através do sistema de imagem de infravermelhos Odyssey, corrigidas quanto ao fundo e analisadas pelo software Odyssey (LI-COR Biosciences).

Anticorpo primário	Espécie, tipo	Fornecedor	Diluição
Hifl-α	Monoclonal de ratinho	Novus Bologicals	1 em 200
Caspase3	Policlonal de coelho	Sinalização celular	1 em 500
VEGF	Policlonal de coelho	Abcam	1 em 1000
MMP2	Policlonal de coelho	Abcam	1 em 1000
GAPDH	Policlonal de coelho	Sigma	1 em 50 000
α-Tubulina	Monoclonal de ratinho	Abcam	1 em 20 000

Tabela 2.4: Anticorpos utilizados para western blots

2.6 PCR em tempo real

A PCR quantitativa em tempo real (RT-PCRq) é derivada da PCR clássica (Reação em Cadeia da Polimerase). A principal diferença é que a RT-PCR permite a visualização da quantidade de ADN neossintetizado para cada ciclo de PCR e não apenas o produto obtido no final da reação.

A RT-PCR permite a deteção e a quantificação precisa de um emissor fluorescente, SYBR Green I (Applied Biosystems), capaz de se inserir no ADN de cadeia dupla. Este corante só emite luz quando se liga ao ADN de cadeia dupla. O aumento da fluorescência é diretamente proporcional à quantidade de amplicões gerados durante a reação de PCR. Por conseguinte, com primers nucleotídicos específicos, esta técnica é capaz de quantificar a amplificação de genes alvo.

A RT-PCR foi utilizada neste estudo para determinar a expressão genética de Hifl-α, VEGF e Caspase-3 em três estruturas do cérebro anterior: o córtex (neocórtex), o corpo caloso e o caudatoputamen após sete dias de BCCAo.

2.6.1 Preparação de primers para PCR

Os primers específicos dos genes são obtidos a partir da base de dados PrimerBank em linha (http://pga mgh harvard edn/primerbank/). Estes primers são depois encomendados ao MGH (Massachnssets General Hospital) DNA Core Facility. Todos os primers são dessalinizados e são utilizadas a absorvância UV e a eletroforese capilar para avaliar a qualidade da síntese dos primers.

2.6.2 Transcrição reversa-PCR

O ARN de estruturas de meio cérebro de rato foi preparado de acordo com o Superscript First-Strand Synthesis System para RT-PCR, *segundo o* protocolo do fabricante (Invitorgen).

Preparou-se 10 µl de mistura de ARN/primers para cada tubo, que incluía 5 µg de ARN total, 3 µl (50 ng/pl) de hexâmeros aleatórios, 1 µl de mistura de dNTP 10mM e completou-se para 10 µl com água tratada com DEPC (dietilpirocarbonato). Em seguida, as amostras foram incubadas a 65 °C durante cinco minutos e depois colocadas em gelo durante pelo menos um minuto.

Preparou-se então uma mistura principal de reação para incluir 10x tampão RT, 4 µl de 25mM $MgCl_2$, 2 µl de 0,1 M ditiotreitol, 1 pl de RNaseOUT (Recombinant Ribonuclease Inhibitor). A mistura de reação foi então adicionada à mistura de ARN/primers, misturada brevemente e colocada à temperatura ambiente durante dois minutos. Em seguida, adicionou-se 1 pl de 50 unidades de SuperScript II RT a cada tubo, misturou-se e incubou-se a 25°C durante 10 min.

Os tubos foram então incubados a 42°C durante 50 minutos, inactivados pelo calor a 70°C durante 15 minutos e depois arrefecidos em gelo. Foi adicionado um µl de RNase H para remover o modelo de ARN e incubado a 37°C durante 20 minutos. A primeira cadeia de cDNA foi então armazenada a -20°C até ser utilizada para a PCR em tempo real.

Os ácidos nucleicos de interesse foram amplificados por RT-PCR com cDNA como modelo.

A PCR em tempo real foi efectuada com um ABI Prism 7000 Sequence Detection Systems (Applied Biosystems). As reacções foram efectuadas em tubos de microcentrifugação num termociclador (Bio-Rad) com uma gama de condições de ciclo. A PCR de arranque a quente foi efectuada com o SYBR Green PCR Master Mix (tampão, dNTPs, polimerase, MgCl2, SYBR Green I) (Applied Biosystems). Em resumo, as misturas de PCR [12,5 µl de SYBR Green Mix (2x), 0,2 µl de cDNA hepático, 1 µl de mistura de pares de primers (5 pmol/µl de cada primer), 11,3 pl de água] foram pré-aquecidas a 50°C durante dois minutos e depois a 95°C durante 10 minutos para uma desnaturação inicial e ativação da polimerase, a que se seguiram 40 ciclos de amplificação (95°C durante 15 segundos; 60°C durante 30 segundos; 72°C durante 30 segundos). Um passo de extensão final foi efectuado a 72°C durante 10 minutos. A A-Tubulina e a gliceraldeído-3-fosfato desidrogenase (GAPDH) foram utilizadas como marcadores internos. Os produtos de PCR foram verificados por gel de agarose a 3% com uma alíquota de 5 µl de cada reação. Os resultados da PCR em tempo real foram depois analisados com o software SDS 7000 para verificar se existia uma curva de dissociação bimodal ou um gráfico de amplificação anormal. Os primers de genes específicos para a PCR são apresentados na Tabela 2.5.

Gene	Reference sequence accession	Sequence	
Hif1-α	NM_024359.1	For	TGTTGTAAGTGGTATTATTCAG
		Rev	CTCGTGTCCTCAGATTC
Caspase3	NM_012922.2	For	TGGACTGCGGTATTGA
		Rev	GGGTGCGGTAGAGTAA
VEGF	NM_031836.1	For	ACCCACGACAGAAGG
		Rev	ACAGGACGGCTTGAA
GAPDH	NM_017008.3	For	CAACGGCACAGTCAA
		Rev	CAGCACCAGCATCAC
α-Tubulin	NM_022298.1	For	CAAGCGACAAGACCAT
		Rev	TGCGAACTTCATCAATAAC

Tabela 2.5: Primers utilizados para RT-PCR

2.6.3 PCR em tempo real

Foi efectuada uma RT-PCR quantitativa SYBRgreen numa máquina termocicladora Opticon Monitor para validar os resultados obtidos a partir da matriz genética Affymetrix®. Três horas ou sete dias após o BCCAo, as estruturas do outro semi-cérebro (córtex, corpo caloso e caudatoputamen) dos ratos BCCAo e sham-operated foram dissecadas em solução salina fosfatada gelada (pH 7,4 PBS, NaCl 137mM, KCl 2,7mM, Na_2 HPO_4 1,4mM, Na_2HPO_4 4,3mM) e imediatamente congeladas em gelo seco e armazenadas a -70°C.

O ARNm foi isolado dessas estruturas e o ADNc foi sintetizado conforme descrito na secção 2.6.2.

Um µl de cDNA foi adicionado a 24 µl de mastermix contendo: 0,5µl de cada primer apropriado (12,5µM), 10,5µl de água bidestilada e 12,5 µl de 2 X SYBRgreen RT-PCR mix (Applied Biosystems). Em cada experiência, foram efectuadas duas séries de diluições em série de cDNA de BCCAo ou sham e um controlo em branco que não continha produtos de síntese de cDNA da transcriptase reversa. A máquina Opticon Monitor RT-PCR foi programada com uma incubação inicial a 50°C durante 2 minutos e depois a 95°C durante 10 minutos para uma desnaturação e ativação da polimerase, seguida de 40 ciclos de amplificação (95°C durante 15 segundos; 60°C durante 30 segundos; 72°C durante 30 segundos). Foi efectuado um passo de extensão final a 72°C durante 10 minutos.

2.7 Análises estatísticas

2.7.1 Histopatologia

As comparações entre grupos (ratos sham e BCCAo) em termos de danos axonais, acumulação de resíduos de mielina, danos pericaríngeos neuronais e ativação microglial foram avaliadas pelo teste de Mann-Whitney. O grau histopatológico de todas as regiões de interesse foi somado para obter uma pontuação global por animal e, em seguida, as pontuações foram comparadas. Todos os cálculos foram efectuados com base no GraphPad Prism (versão 5.03 para Windows).

2.7.2 Análises de RMN

Para determinar se as alterações da substância branca induzidas pelo BCCAo, com base nas aquisições MTI, cada região selecionada de ratos BCCAo foi comparada com a mesma região em ratos operados com sham através de um teste t não pareado.

A comparação no mesmo rato da % de realce do sinal do Gd-DOTA, de acordo com a estrutura cerebral, foi calculada utilizando uma medida repetida ANOVA seguida de um pós-teste de Bonferroni, comparando a linha de base com o momento após a injeção de Gd, em ambos os grupos (BCCAo e sham). A comparação entre o grupo BCCAo e o grupo sham foi efectuada através de uma ANOVA de 1 via.

2.7.3 Análises de Western blots e RT-PCR

Os dados de Western blot e os resultados de RT-PCR foram analisados por testes t não emparelhados no GraphPad Prism 5.03.

Todos os dados são apresentados como média ± desvio-padrão, salvo indicação em contrário.

Capítulo 3. Resultados

3.1 Sequência temporal dos eventos patológicos após BCCAo

Os ratos foram divididos aleatoriamente em grupos às três horas, três dias, sete dias, 14 dias e 28 dias após o BCCAo, bem como num grupo de controlo (sham) para cada intervalo de tempo. O procedimento foi realizado em um total de 96 ratos (54 BCCAo e 42 sham). Entre os ratos BCCAo, um rato morreu dentro de 24 horas; um rato morreu dentro de três dias após a ligadura e um rato morreu sete dias após o BCCAo. A taxa de mortalidade geral foi de aproximadamente 6%. Antes da morte, estes ratos apresentavam uma mobilidade reduzida e uma tendência para se isolarem dos outros na mesma gaiola. Todos os animais com BCCAo perderam 15 a 18% do seu peso corporal original entre o segundo e o quarto dia após a cirurgia, recuperando depois lentamente e recuperando o seu peso original sete a 28 dias após a intervenção cirúrgica. Não se registou qualquer morbilidade ou mortalidade nos ratos sham.

3.1.1 Danos axonais induzidos pelo BCCAo

Os ratos de controlo (sham) que foram submetidos ao procedimento sem oclusão das artérias carótidas comuns não apresentaram patologia axonal nas sete regiões selecionadas. O dano axonal após a BCCAo foi identificado pela presença de imunorreactividade intensa da APP em axónios inchados ou bulbosos (McKenzie et al., 1996). Nos grupos ocluídos, a acumulação de APP foi detectada a partir de três horas após a cirurgia até 28 dias após a oclusão. Às três horas após a oclusão, a acumulação de APP foi detectada predominantemente no corpo caloso (fig. 3.1B e 3.1F) e na cápsula externa (fig. 3.1E). Cinco dos nove ratos BCCAo apresentaram danos axonais no corpo caloso e seis dos nove ratos BCCAo apresentaram danos axonais na cápsula externa. A fímbria, a cápsula interna e o caudatoputamen também apresentaram alguma acumulação de APP. Não foram detectados danos axonais nem no hipocampo nem no trato ótico em nenhum dos ratos do grupo BCCAo de três horas. A Tabela 3.1 apresenta o número de ratos em que foi detectada a acumulação de APP nas regiões selecionadas em função do tempo de atraso após a BCCAo. A quantificação dos danos axonais em todas essas sete regiões (bilaterais) mostra que, após três horas de oclusão, a BCCAo provocou danos axonais significativos (p<0,01), ausentes no grupo operado com sham (Fig. 3.6). É necessário sublinhar o facto de o padrão de danos axonais após três horas de BCCAo diferir no mesmo grupo. Algumas estruturas cerebrais podem apresentar mais ou menos danos de acordo com cada animal. A figura 3.1B apresenta a acumulação de APP no corpo caloso de um animal BCCAo, enquanto noutro animal BCCAo o grau de lesão axonal no corpo caloso é diferente, como se pode ver na figura 3.1F. Este facto indica que o procedimento BCCAo não reproduz o mesmo padrão de lesão para cada animal. Após três dias de oclusão, foram detectados danos axonais no hipocampo, no corpo caloso, na cápsula externa, na fímbria, na cápsula interna, no trato ótico (fig.3.2D) e no caudatoputamen (fig.3.2B). As regiões em que a maioria dos animais apresentou danos axonais após três dias de BCCAo foram o caudatoputamen (cinco de nove animais), a cápsula interna (quatro de nove animais) e o trato ótico (seis de nove animais). O grupo sham não apresentou qualquer acumulação de APP (fig.3.2A e C). A indução de hipoperfusão cerebral crónica durante três dias conduz a danos axonais significativos (p<0,001) no grupo BCCAo em comparação com o grupo sham (fig. 3.6). Aos 7 dias após a BCCAo, a patologia axonal era mais importante e foi detectada no hipocampo, no corpo caloso, na cápsula externa, na fímbria, na cápsula interna, no trato ótico (fig. 3.3D) e no caudatoputamen (fig. 3.3B e E). O trato ótico e o caudatoputamen são as regiões que apresentam mais danos axonais neste momento. Sete dias de BCCAo induziram danos axonais mais significativos (p<0,001) em comparação com o grupo de controlo (Fig. 3.6). Após 14 dias de BCCAo, o hipocampo, o corpo caloso, a cápsula externa, a cápsula interna e o trato ótico (Fig. 3.4D) apresentavam patologia axonal; a fimbria era a única região que não apresentava qualquer acumulação de APP. A presença de patologia axonal no grupo BCCAo foi significativamente (p<0,001) diferente do grupo de controlo (Fig. 3.6). O trato ótico e o caudatoputamen foram as regiões que exibiram mais patologia axonal aos 14 dias após a oclusão. No entanto, os danos aos 14 dias após a BCCAo são menos importantes do que aos sete dias após a BCCAo. Aos 28 dias após o BCCAo, foram detectados danos axonais no corpo caloso, na cápsula externa, no hipocampo, na fímbria, na cápsula interna, no trato ótico (Fig. 3.5D) e no caudatoputamen. O trato ótico é a região onde os danos axonais foram mais proeminentes em termos de danos relacionados com o tempo após a BCCAo. Vacúolos presentes no corpo caloso e no trato ótico (setas vermelhas em B e D). Após 28 dias de oclusão, o dano ao axónio foi significativamente diferente (p<0,001) do grupo sham (Fig.3.6).

	Três horas pós- BCCAo	Três dias após o BCCAo	Sete dias após o BCCAo	14 dias pós- BCCAo	28 dias pós- BCCAo
Hipocampo	0/9	1/9	3/12	1/10	2/11
Caudatoputamen	3/9	5/9	9/12	6/10	4/11
Corpo caloso	5/9	2/9	5/12	2/10	6/11
Cápsula externa	6/9	3/9	5/12	1/10	5/11
Fimbria	4/9	2/9	2/12	0/10	2/11
Cápsula interna	4/9	4/9	11/12	3/10	9/11
Trato ótico	0/9	6/9	11/12	10/10	10/11

Tabela 3.1: Número de ratos em que foi detectado um aumento da acumulação de APP nas regiões selecionadas em função do tempo após a BCCAo.

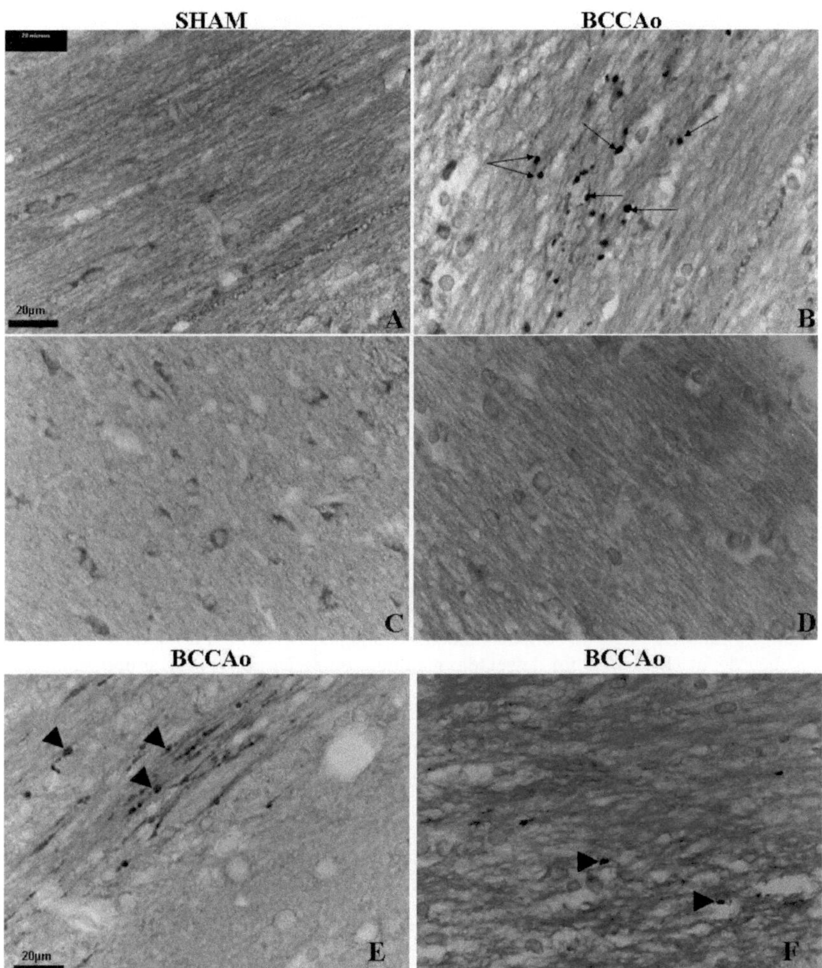

Fig.3.1: Imunomarcação da APP no corpo caloso (A, B, F), no trato ótico (C e D) e na cápsula externa (E) após três horas de BCCAo. A acumulação de APP aparece como um ponto escuro (ver setas em B, E e F). Não foi detectada qualquer acumulação de APP nos ratos operados com sham (A e C) ou no trato ótico após três horas de BCCAo.

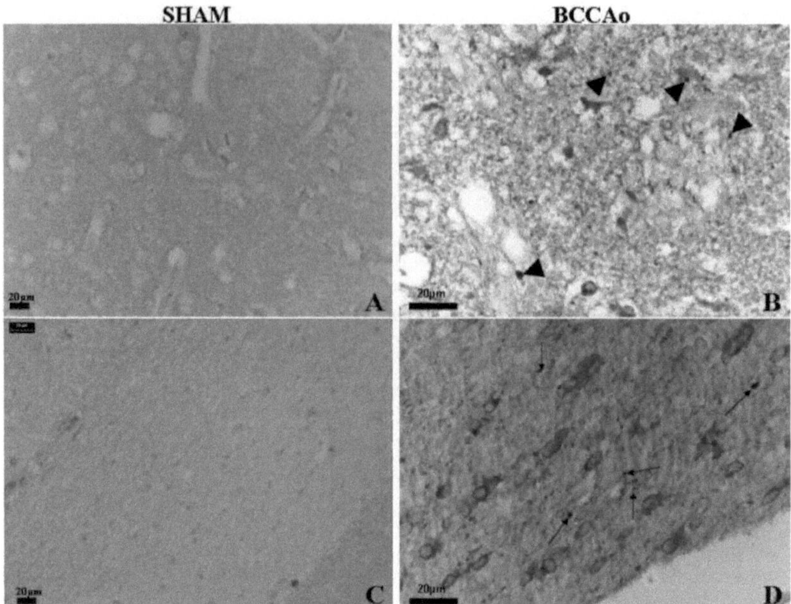

Fig.3.2: Imunomarcação da APP no caudatoputamen (A e B) e no trato ótico (C e D) após três dias de BCCAo. Não foi detectada qualquer coloração de APP no grupo sham. As setas em B e D indicam a presença de acumulação de APP. Barras de escala em A, B, C, D: 20µm.

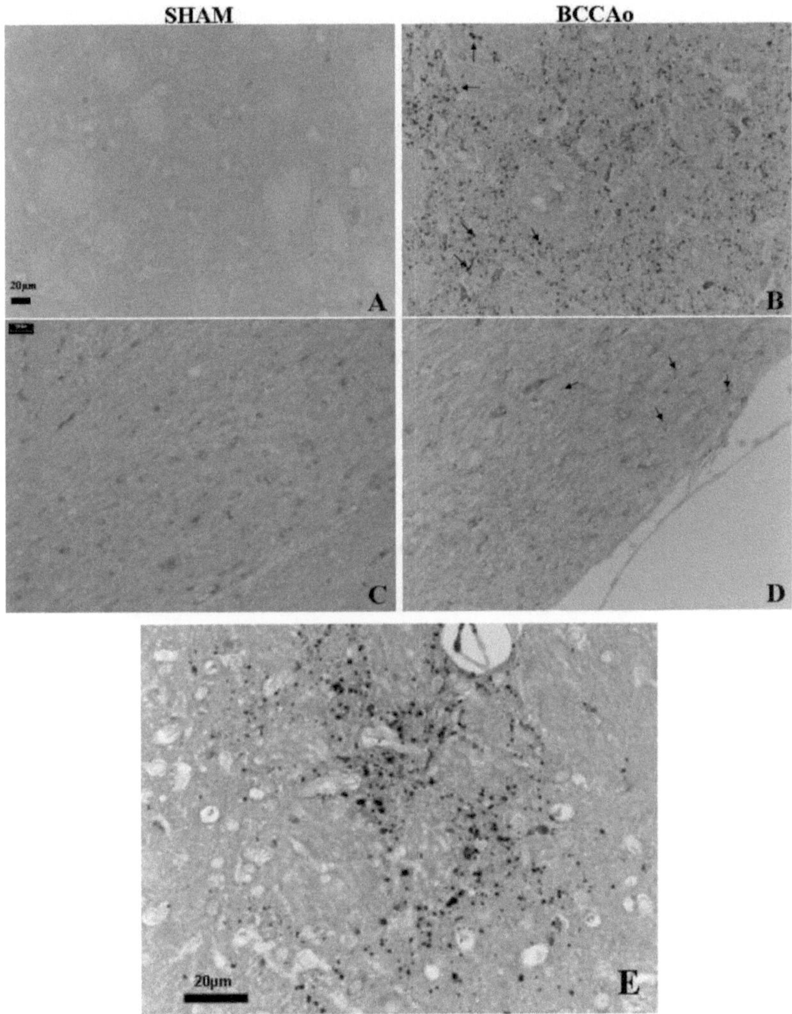

Fig.3.3: Imunomarcação da APP no caudatoputamen (A, B e E) e no trato ótico (C e D) após sete dias de BCCAo. A acumulação de APP aparece como um ponto escuro (ver E e setas em B e D). Não foi detectada qualquer acumulação de APP no grupo sham (A e C) após sete dias de BCCAo. O dano axonal parece ser mais importante com o passar do tempo no caudatoputamen. Barras de escala em A, B, C, D: 20μm.

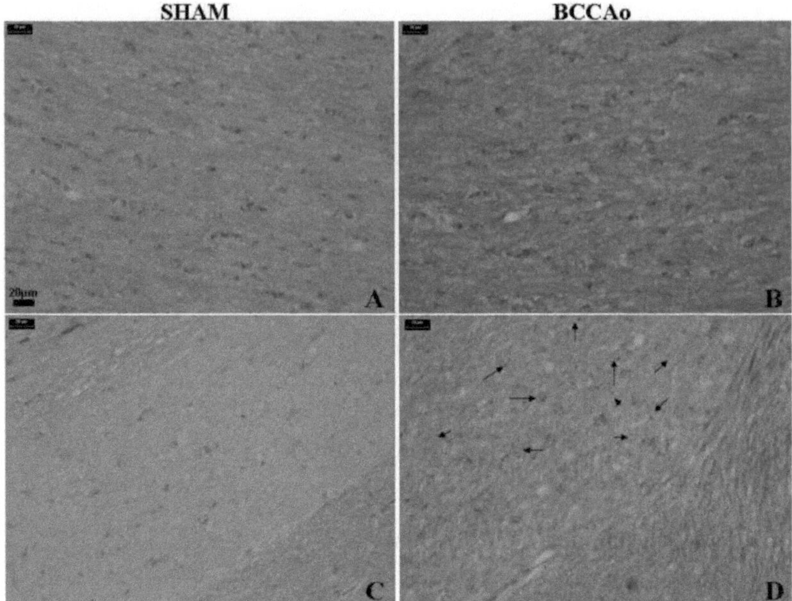

Fig.3.4: Imunomarcação da APP no corpo caloso (A e B) e no trato ótico (C e D) após 14 dias de BCCAo. Não foi detectada qualquer acumulação de APP no grupo simulado após 14 dias de BCCAo. As setas em D indicam a acumulação de APP no trato ótico 14 dias após a BCCAo. Barras de escala em A, B, C, D: 20μm.

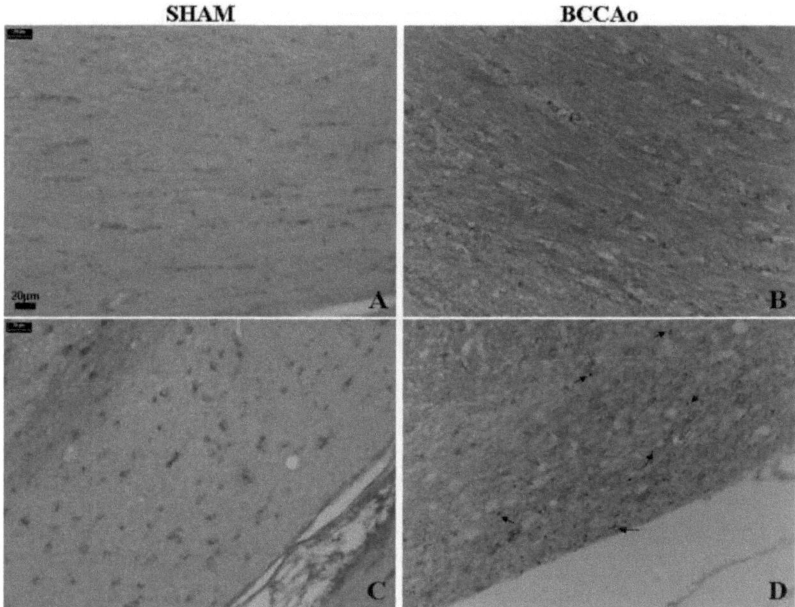

Fig.3.5: Imunomarcação da APP no corpo caloso (A e B) e no trato ótico (C e D) após 28 dias de BCCAo. As setas vermelhas mostram a presença de vacuolizações no corpo caloso (B) e no trato ótico (D) 28 dias após a BCCAo. Os agregados de APP estão indicados em D com setas pretas. Barras de escala em A, B, C, D: 20µm.

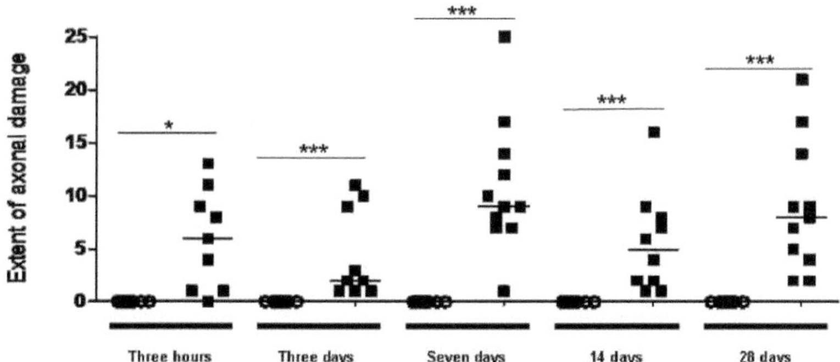

Fig.3.6: Extensão do dano axonal com o tempo (£ grau de regiões bihemisféricas) após BCCAo.

Quantificação dos danos axonais nas secções imunomarcadas com APP. Os dados são apresentados com a respetiva mediana. **P<0,01**, ***P<0,001** para comparação com o grupo sham. (Teste não paramétrico de Mann-Whitney). O número de ratos em cada grupo foi: Três horas sham, n=8; três horas BCCAo, n=9; três dias sham, n=9; três dias Bccao, n=9; sete dias sham, n=8; sete dias BCCAo, n=12; 14 dias sham, n= 8; 14 dias

BCCAo, n=10; 28 dias sham, n=9; 28 dias BCCAo, n=11.

3.1.2 Patologia da mielina induzida pelo BCCAo

As secções coradas revelaram redes organizadas de fibras mielinizadas (ver linha preta desenhada na fig. 3.9A). Após hipoperfusão cerebral crónica, foram detectados detritos de mielina em áreas onde as bainhas de mielina foram perdidas, tal como atestado por vacuolizações (seta vermelha nas fig.3.7B e 3.9B). O grupo sham, que foi operado sem a oclusão de ambas as artérias carótidas comuns, também apresentou alguns débris de mielina que podem ser devidos ao fundo da coloração, ou à cirurgia ao separar o nervo vago da artéria carótida comum; Fazan e Lachat (1997) mostraram que a lesão do nervo vago causa danos na mielina no rato. O quadro 3.2 apresenta o número de animais em que foram detectados resíduos de mielina nas regiões selecionadas.

Após três horas de BCCAo, todas as regiões de interesse da substância branca exibiram detritos de mielina apresentados como pontos escuros (ver setas pretas) com presença de vacuolizações. Entre o grupo sham e o grupo BCCAo, a diferença foi significativa (p<0,05) (Fig.3.12). Três dias após a oclusão, o dano à mielina foi mais intenso em cada região, especialmente no trato ótico (Fig.3.8B). A presença de débris de mielina no grupo BCCAo foi significativamente (p<0,001) diferente do grupo sham (fig.3.12). Mais uma vez, podemos ver facilmente como as fibras estão organizadas no trato ótico de um grupo simulado (fig.3.8A), enquanto no trato ótico de um grupo três dias após BCCAo, a organização das camadas de mielina se perdeu e a presença de débris de mielina e vacuolizações aumentou (fig. 3.8B) em comparação com o grupo simulado. Sete dias após o BCCAo, observámos um aumento dos detritos de mielina nas regiões selecionadas, com mais danos no trato ótico. Foram detectados resíduos de mielina (setas escuras) e vacuolizações (setas vermelhas) (ver fig.3.9B). O grupo BCCAo foi significativamente diferente do grupo sham (p<0,001) após sete dias de oclusão (fig. 3.12). Após 14 dias de BCCAo, foram detectados resíduos de mielina em todas as regiões da substância branca (ver tabela 3.2) e a diferença entre o grupo de controlo e o grupo ocluído foi significativa ($p<0,01$) (fig. 3.12). 28 dias após a oclusão, os danos permaneceram graves em todas as regiões da substância branca. A diferença entre o grupo BCCAo e o grupo sham foi significativa ($p<0,001$) (Fig. 3.12).

Estes resultados mostram que o BCCAo causa danos significativos no axónio e na mielina, ambos componentes da substância branca, desde três horas até 28 dias.

	Três horas depois - BCCAo	Três dias depois - BCCAo	Sete dias depois - BCCAo	14 dias após - BCCAo	28 dias após - BCCAo
Caudatoputamen	1/9	7/9	11/12	9/10	11/11
Corpo caloso	8/9	6/9	12/12	3/10	11/11
Cápsula externa	8/9	8/9	12/12	7/10	11/11
Fimbria	2/9	9/9	9/12	8/10	10/11
Cápsula interna	9/9	9/9	12/12	10/10	11/11
Trato ótico	9/9	9/9	12/12	10/10	11/11

Tabela 3.2: Número de ratos em que foi detectado um aumento dos detritos de mielina nas regiões selecionadas em função do tempo decorrido após a BCCAo.

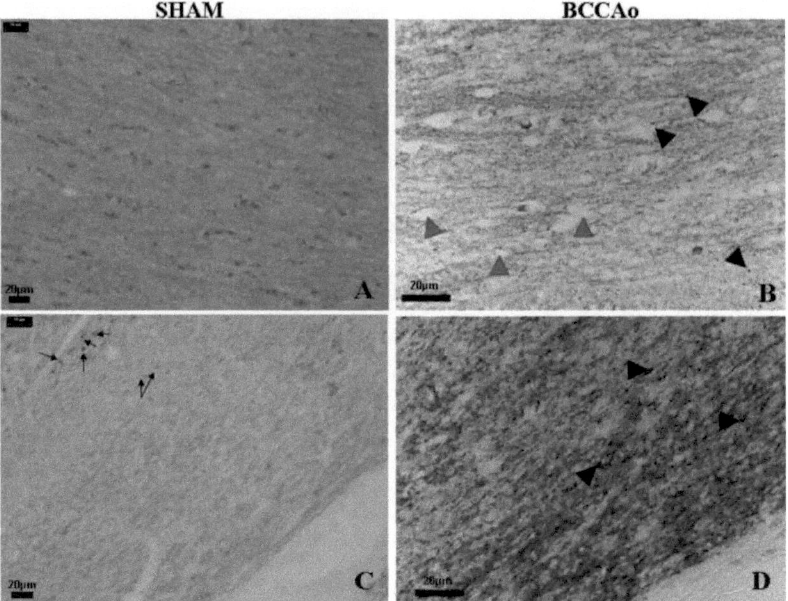

Fig.3.7 : Imunomarcação MAG do corpo caloso (A e B) e do trato ótico (C e D). Os resíduos de mielina aparecem como pontos escuros (ver setas pretas). A coloração também mostra a presença de vacuolizações (setas vermelhas em B) três horas após o BCCAo em comparação com os ratos operados com sham. Barras de escala em A, B, C, D: 20µm.

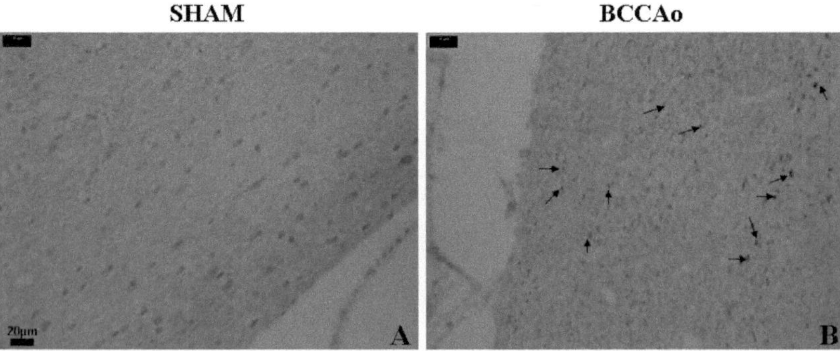

Fig.3.8 : A imunocoloração MAG mostra os resíduos de mielina que aparecem como pequenos pontos negros (B) e a presença de vacuolizações e desarranjos das fibras que ocorrem no trato ótico após três dias de BCCAo. A organização das fibras no trato ótico do animal simulado é bem organizada, ao passo que no animal BCCAo a presença de vacuolizações e detritos de mielina é mais importante. Barras de escala em A, B: 20µm.

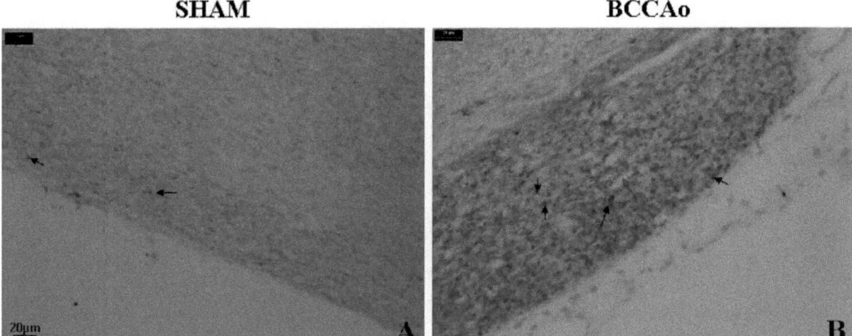

Fig.3.9 : Imunomarcação MAG no trato ótico após sete dias de BCCAo. A presença de vacuolizações (ver setas vermelhas em B) que ocorrem no trato ótico parece ser mais importante com o tempo. Barras de escala em A, B: 20µm.

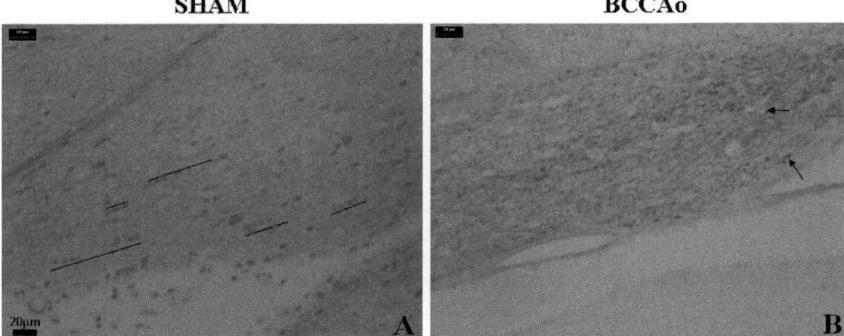

Fig.3.10: Imunomarcação MAG mostrando detritos de mielina que aparecem como pequenos pontos pretos (B) e presença de vacuolizações e desarranjos de fibras que ocorrem no trato ótico após 14 dias de BCCAo. A organização das fibras no trato ótico do animal simulado está bem organizada (ver linha preta desenhada na fig.3.10A), enquanto no animal BCCAo as fibras do trato ótico estão menos organizadas devido à presença de vacuolizações e detritos de mielina (em B ver setas pretas). Barras de escala em A, B: 20µm.

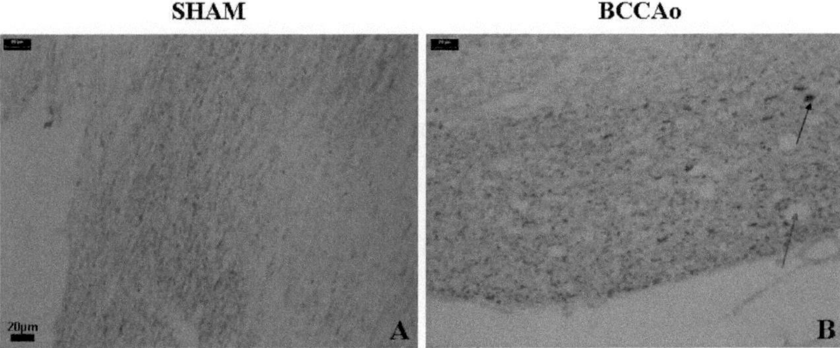

Fig.3.11: Imunomarcação MAG mostrando debris de mielina (ver seta preta em B) vacuolizações (em B ver seta vermelha) e desarranjos de fibras que ocorrem no trato ótico

após 28 dias de BCCAo. Barras de escala em A, B: 20μm.

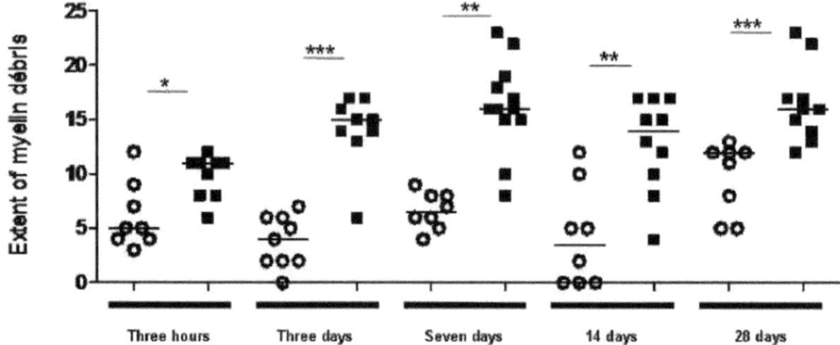

Fig.3.12: Extensão da patologia da mielina com o tempo (Σ grau das regiões bihemisféricas) após BCCAo.

Quantificação dos resíduos de mielina nas secções imunomarcadas com MAG. Os dados são apresentados com a respetiva mediana. ***P<0**,05, ****P<0**,01, *****P<0**,001 para comparação com o grupo sham. (Teste não paramétrico de Mann-Whitney).

O número de ratos em cada grupo foi:

Três horas sham, n=8; três horas BCCAo, n=9; três dias sham, n=9; três dias Bccao, n=9; sete dias sham, n=8; sete dias BCCAo, n=12; 14 dias sham, n= 8; 14 dias BCCAo, n=10; 28 dias sham, n=9; 28 dias BCCAo, n=11.

3.1.3 Aumento da ativação microglial induzida pelo BCCAo

As secções imunomarcadas com Iba-1 revelaram uma presença mínima de realce da microglia activada no grupo simulado (Fig.3.13A-C), o que pode ser explicado pela cirurgia e pela remoção da artéria carótida comum do tecido conjuntivo que inclui a artéria carótida comum com o nervo vago.

A quantificação dessas lâminas revelou que, após três horas de oclusão, não havia aumento da microglia activada em comparação com o sham (Fig. 3.18) em todas as regiões de interesse. Nesta fase, a microglia ramificada não tem a morfologia dos macrófagos. Três dias após a oclusão, foi detectado um aumento significativo (p<0,001) da microglia activada nas secções imunomarcadas com Iba-1 do grupo BCCAo em comparação com o grupo sham. O caudatoputamen e o trato ótico foram as regiões que apresentaram maior aumento da microglia ativada. Após sete dias de BCCAo, o aumento da microglia activada foi significativamente (p<0,001) diferente do grupo de controlo

(Fig. 3.18). O caudatoputamen e o trato ótico foram as regiões que exibiram o maior aumento da ativação microglial detectado na maioria dos ratos BCCAo (tabela 3.3). O aumento da microglia activada parece ser mais importante no caudatoputamen (B) e no trato ótico (D) em comparação com o sham (A e C). Além disso, as ramificações da microglia presentes no caudatoputamen dos ratos BCCAo (fig.3.15B) parecem ser mais importantes do que as detectadas nos ratos sham (fig.3.15A). Este facto pode indicar uma alteração no processo fenotípico de transição da microglia para macrófagos com um possível recrutamento de leucócitos da corrente sanguínea (ver fig.3.15E).

14 dias após a BCCAo, o aumento da microglia activada foi substancial em todas as regiões com uma diferença significativa ($p<0,05$) em comparação com o grupo sham (Fig. 3.18). A figura 3.16B mostra a microglia em contacto estreito com o vaso cerebral endotelial, o que pode indicar que a fase de recrutamento de leucócitos da corrente sanguínea pode continuar após 14 dias após a BCCAo. 28 dias após a oclusão, foi detectado o nível de aumento da ativação microglial, sendo significativamente diferente ($p<0,01$) do grupo de controlo (Fig. 3.18). O nível reduzido de microglia foi observado na fímbria, enquanto o trato ótico foi a região que exibiu o maior aumento da ativação microglial em comparação com o controlo, associado a muitas vacuolizações, indicativas de danos na substância branca (Fig. 3.17D). Nesta fase, o fenótipo da microglia tinha provavelmente mudado. A figura 3.17B pode mostrar macrófagos. Estes resultados mostraram que, após três horas de BCCAo, não se observou qualquer aumento da microglia activada em comparação com o grupo sham. Foi a partir de três dias após a BCCAo que se detectou uma diferença significativa em termos de aumento da microglia activada em comparação com o grupo simulado, até 28 dias após a BCCAo. Curiosamente, as regiões que mais animais apresentam um aumento da ativação microglial com o tempo após a BCCAo são o caudatoputamen, a cápsula interna e o trato ótico (ver tabela 3.3).

	Três horas depois - BCCAo	Três dias depois - BCCAo	Sete dias depois - BCCAo	14 dias após - BCCAo	28 dias após - BCCAo
Hipocampo	0/9	0/9	3/12	10/10	2/11
Caudatoputamen	0/9	6/9	11/12	10/10	4/11
Corpo caloso	0/9	2/9	3/12	10/10	3/11
Cápsula externa	0/9	2/9	3/12	10/10	3/11
Fimbria	0/9	0/9	3/12	10/10	1/11
Cápsula interna	0/9	4/9	7/12	10/10	6/11
Trato ótico	0/9	5/9	12/12	10/10	10/11

Tabela 3.3: Número de ratos em que foi detectado um aumento da ativação microglial nas regiões selecionadas em função do tempo após a BCCAo.

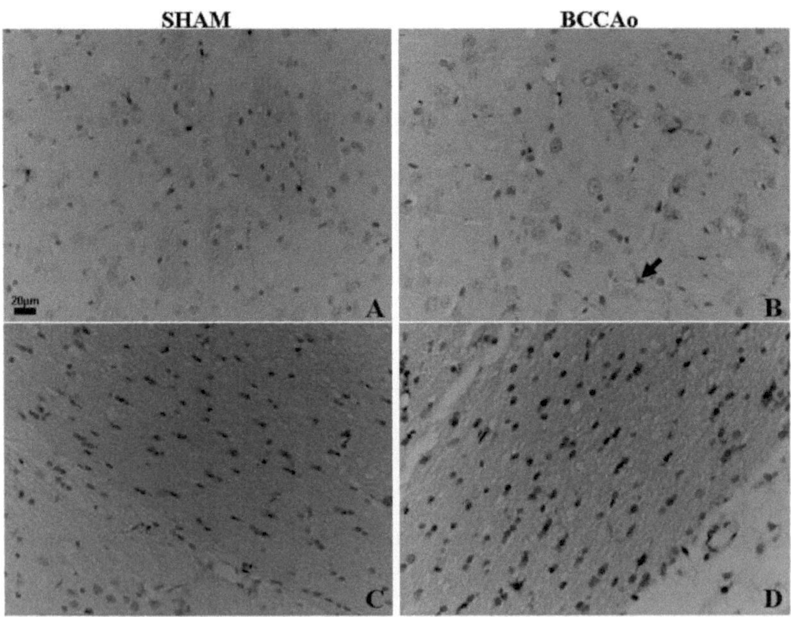

Fig.3.13: Imunomarcação com Iba-1 da microglia (castanho) no caudoputamen (A e B) e no trato ótico (C e D) após três horas de BCCAo. A microglia (ver seta em B) aparece como estruturas celulares ramificadas. Barras de escala em A, B: 20µm.

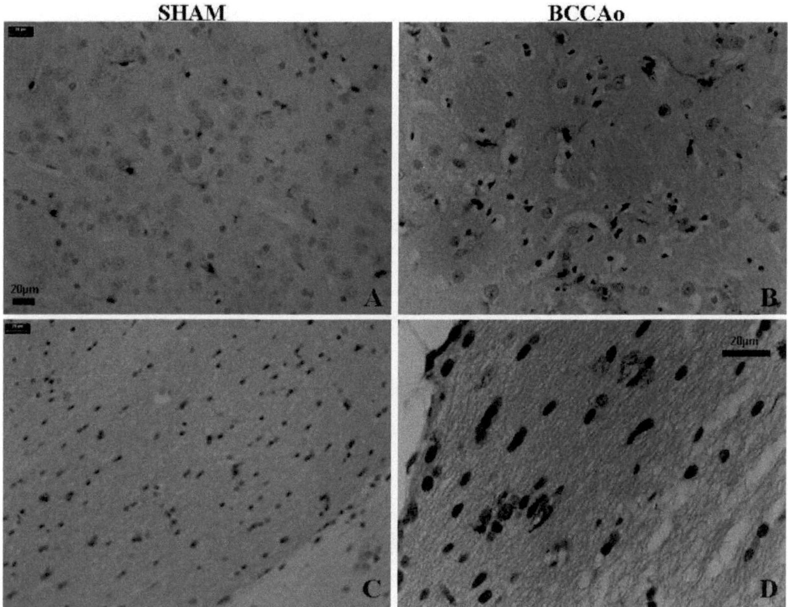

Fig.3.14: Imunomarcação com Iba-1 da microglia (castanho) no caudoputamen (A e B) e no trato ótico (C e D) após três dias de BCCAo. Nesta fase, os oligodendrócitos parecem ainda estar organizados no trato ótico dos ratos BCCAo (D). Barras de escala em A, B, C, D: 20µm.

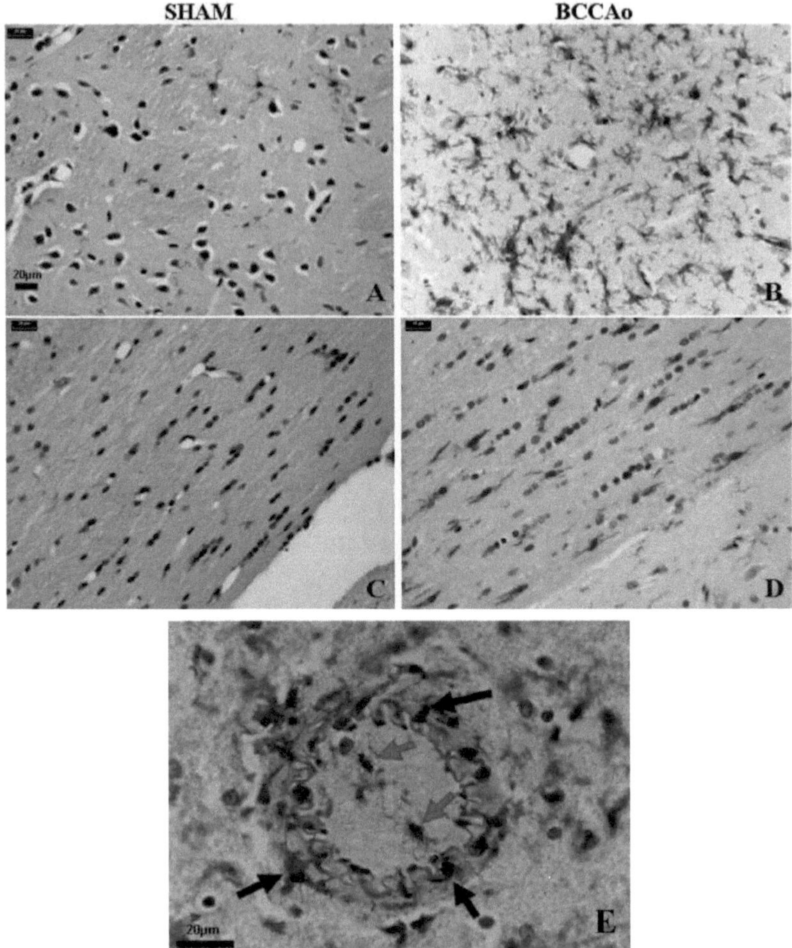

Fig.3.15: Imunomarcação com Iba-1 da microglia (castanho) no caudoputamen (A e B) e no trato ótico (C e D) após sete dias de BCCAo. O aumento da microglia activada parece ser mais importante no caudatoputamen (B) e no trato ótico (D) em comparação com o sham (A e C). O contacto próximo da microglia com o vaso (seta preta em E) pode levar a um recrutamento de leucócitos da corrente sanguínea (seta vermelha em E). Barras de escala em A, B, C, D: 20µm.

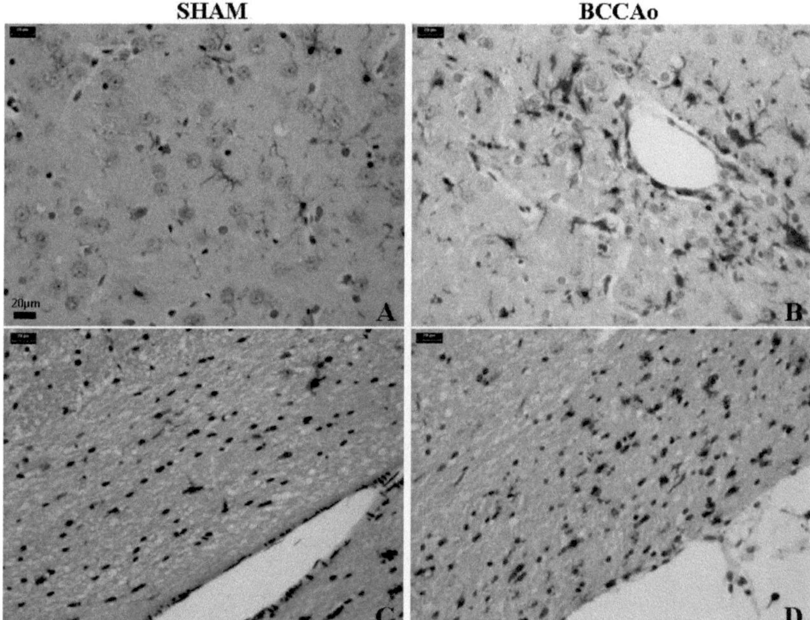

Fig.3.16: Imunomarcação com Iba-1 da microglia (castanho) no caudoputamen (A e B) e no trato ótico (C e D) após 14 dias de BCCAo. A imagem B mostra a microglia em contacto estreito com as células endoteliais do vaso, o que pode indicar um possível recrutamento de leucócitos. Os oligodendrócitos (que aparecem a azul escuro) no trato ótico dos ratos sham (C) estão alinhados, ao passo que nos ratos BCCAo (D) os oligodendrócitos não estão alinhados, o que indica desarranjos das fibras. A ativação microglial parece manifestar-se nesta fase. Barras de escala em A, B, C, D: 20µm.

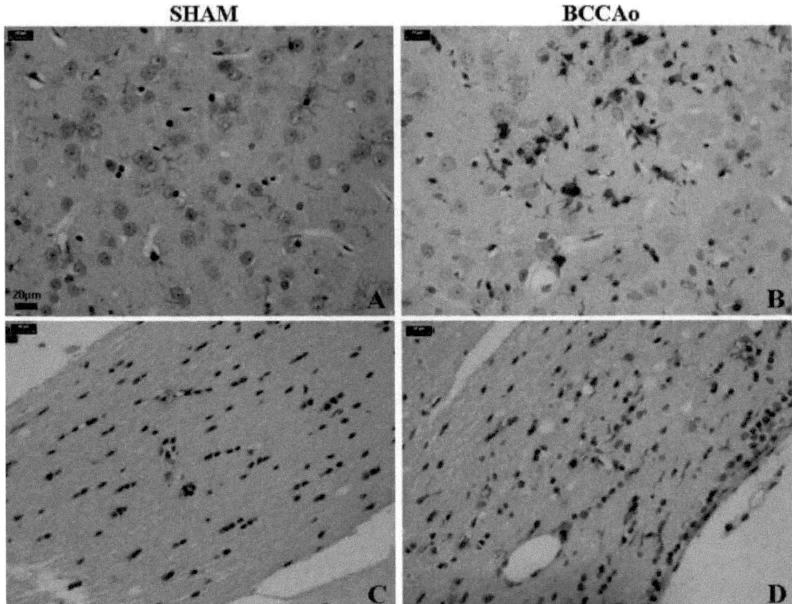

Fig.3.17: Imunomarcação com Iba-1 da microglia (castanho) no caudoputamen (A e B) e no trato ótico (C e D) após 28 dias de BCCAo. Nesta fase, o fenótipo da microglia no caudatoputamen dos ratos BCCAo (B) parece ser diferente do dos ratos sham (A). Em B, trata-se provavelmente de macrófagos. Barras de escala em A, B, C, D: 20µm.

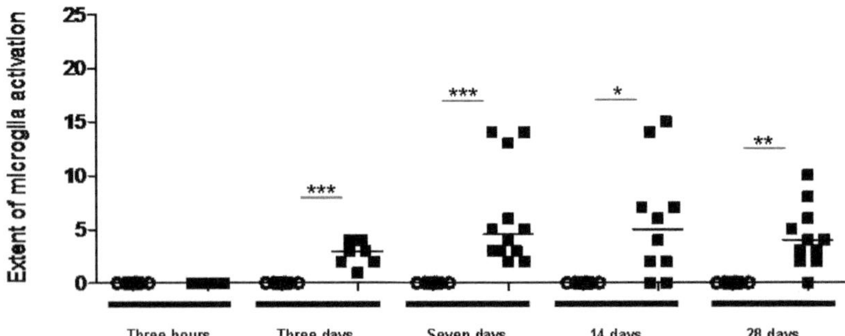

Fig.3.18: Extensão do aumento da ativação microglial com o tempo (Σ grau das regiões bihemisféricas) após BCCAo.

Quantificação da ativação microglial nas secções imunomarcadas com Iba-1. Os dados são apresentados com a respetiva mediana. ***P<0,05, **P<0,01, ***P<0,001** para comparação com o grupo sham. (Teste não paramétrico de Mann-Whitney).

O número de ratos em cada grupo foi:

Três horas sham, n=8; três horas BCCAo, n=9; três dias sham, n=9; três dias Bccao, n=9; sete dias sham, n=8; sete dias BCCAo, n=12; 14 dias sham, n= 8; 14 dias BCCAo, n=10; 28 dias sham, n=9; 28 dias BCCAo, n=11.

3.1.4 Danos induzidos pelo BCCAo no pericário neuronal

Foram utilizadas secções coradas com H&E para quantificar os neurónios isquémicos (secção 2.2.4), no hipocampo e no caudatoputamen. Os danos nos pericários dos neurónios são definidos por um núcleo picnótico de coloração escura intensa rodeado por citoplasma eosinofílico, enquanto os neurónios saudáveis têm núcleos redondos grandes e corpos celulares com estruturas citoplasmáticas visíveis. Após três horas de BCCAo, não foram detectados neurónios isquémicos (ver fig. 3.19) nem no hipocampo nem no caudatoputamen (quadro 3.4). Três dias após a oclusão, alguns animais apresentavam neurónios isquémicos no caudatoputamen e no hipocampo (fig.3.20B). Apenas três ratos em nove exibiram danos na pericária dos neurónios no caudatoputamen, enquanto um rato em nove não apresentou danos paricários neuronais isquémicos no hipocampo (tabela 3.4), pelo que não foi observada qualquer diferença significativa entre o grupo de controlo (sham) e o grupo BCCAo (fig. 3.24). Após sete dias de BCCAo, os danos no pericário dos neurónios foram detectados no hipocampo, sendo mais intensos no caudatoputamen (Fig.3.21). Sabendo que dez dos doze ratos apresentaram danos pericárdicos neuronais, a diferença entre o grupo de controlo e o grupo BCCAo foi significativa ($p<0,005$) (Fig.3.24). Este resultado indica que o hipocampo não é a área preferencialmente afetada após a BCCAo. 14 dias após a oclusão, cinco em cada dez ratos apresentaram danos na pericária dos neurónios (Fig.3.24), principalmente encontrados no caudatoputamen (cinco em cada dez ratos), enquanto apenas um em cada cinco que apresentam danos isquémicos tem danos na pericária dos neurónios no hipocampo (tabela 3.4 e fig.3.22), mas isto não foi suficiente para encontrar quaisquer diferenças estatísticas entre o grupo sham e BCCAo (Fig.3.24). 28 dias após a oclusão (fig.3.23), o número de ratos que apresentaram lesões isquémicas foi inferior ao que encontrámos anteriormente, sabendo que apenas quatro de onze ratos (ver tabela 3.4) apresentaram lesões pericárdicas neuronais isquémicas. Assim, não foi observada qualquer diferença significativa entre o grupo de controlo e o grupo BCCAo (Fig.3.24).

Estes dados sugerem que o modelo de hipoperfusão cerebral crónica conduz a uma deteção mínima de neurónios isquémicos aos três, 14 e 28 dias. No entanto, esta experiência revelou dois pontos temporais interessantes: após três horas de BCCAo permanente, não foram detectados danos no hipocampo e/ou no caudatoputamen, ao passo que foram observados danos neuronais pericárdicos graves sete dias após a BCCAo. Em segundo lugar, o hipocampo parece estar mais bem preservado do que o caudatoputamen com o passar do tempo após a BCCAo. De facto, apenas alguns animais apresentaram danos neuronais isquémicos ao longo do tempo. O número de neurónios isquémicos parece diminuir com o tempo após a BCCAo, o que pode ser explicado pelo facto de as células microgliais actuarem como "empregadas domésticas", limpando a morte das células isquémicas, o que pode levar à conclusão de que houve menos danos isquémicos, apenas porque não os conseguimos detetar. Ou também pode ser explicado pelo facto de o modelo BCCAo mudar com o tempo e com os animais.

	Três horas após o BCCAo	Três dias pós-BCCAo	Sete dias pós-BCCAo	14 dias pós-BCCAo	28 dias pós-BCCAo
Hipocampo	0/9	2/9	3/12	1/10	2/11
Caudatoputamen	0/9	3/9	10/12	5/10	4/11

Tabela 3.4: Número de ratos em que foi detectado um aumento das lesões pericárdicas neuronais isquémicas nas regiões selecionadas em função do tempo decorrido após a BCCAo.

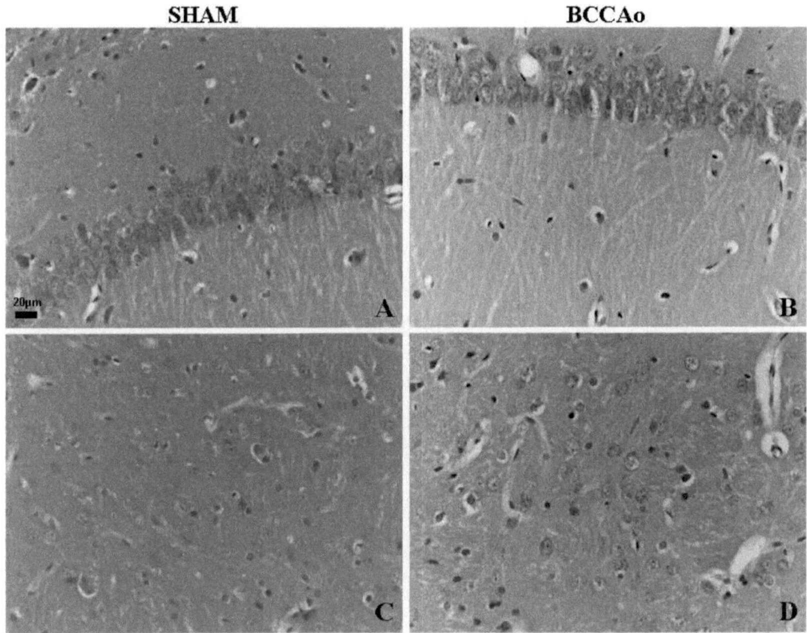

Fig.3.19: Coloração H&E na área Ca1: monocamada do hipocampo (A-B) e no caudatoputamen (C-D) após três horas de BCCAo. Barras de escala em A, B, C, D: 20μm.

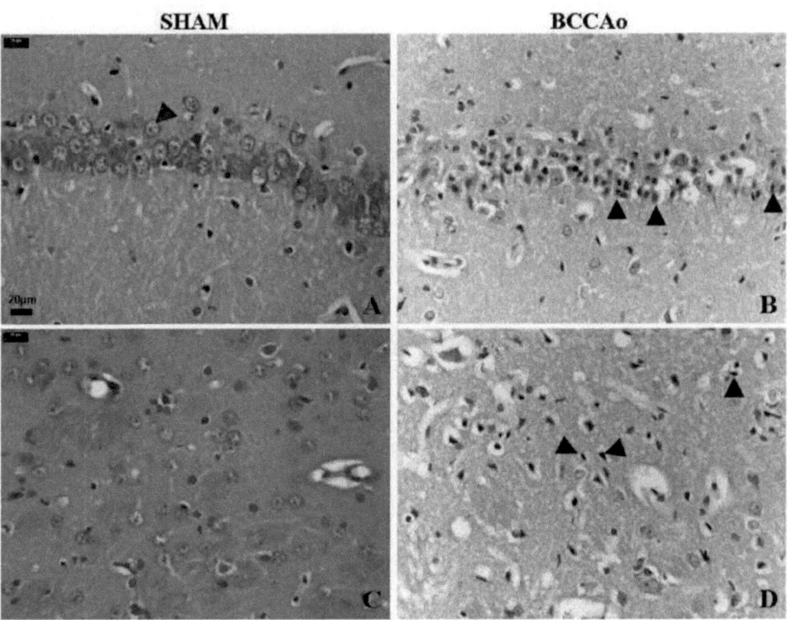

Fig.3.20: Coloração H&E na área Ca1: monocamada do hipocampo (A-B) e no

caudatoputamen (C-D) após três dias de BCCAo. Podem ser claramente observadas lesões pericárdicas neuronais isquémicas (ver setas pretas em B). Os neurónios saudáveis devem aparecer como redondos com um núcleo e citoplasma claros (ver seta azul em A). Os neurónios isquémicos aparecem com um citoplasma encolhido (ver setas em D) e uma coloração rosa intensa (ver setas em B). Barras de escala em A, B, C, D: 20μm.

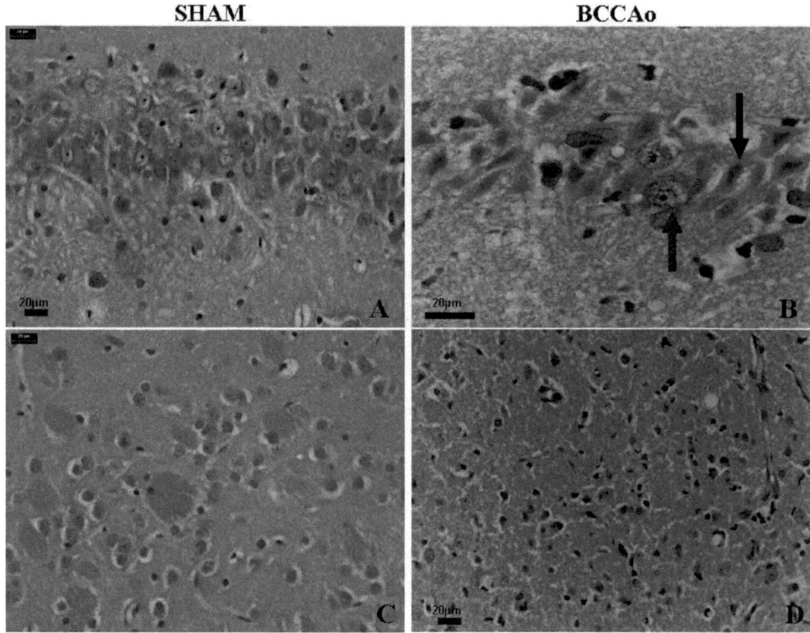

Fig.3.21: Coloração H&E na camada Ca1 do hipocampo (A-B) e no caudatoputamen (C-D) após sete dias de BCCAo. Os neurónios isquémicos têm um citoplasma encolhido e são intensamente hipercromáticos (seta preta em B) em comparação com os neurónios saudáveis adjacentes com os seus núcleos redondos e claros (seta azul em B). Barras de escala em A, B, C, D: 20μm.

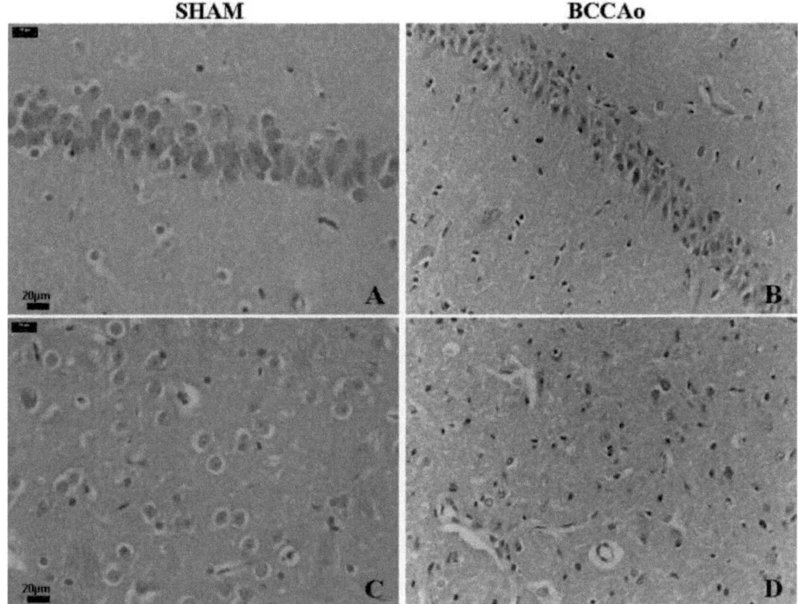

Fig.3.22: Coloração H&E na área Ca1: monocamada do hipocampo (A-B) e no caudatoputamen (C-D) após 14 dias de BCCAo. (B-D X100). Para mais pormenores, ver as legendas das figs. 3.20 e 3.21.

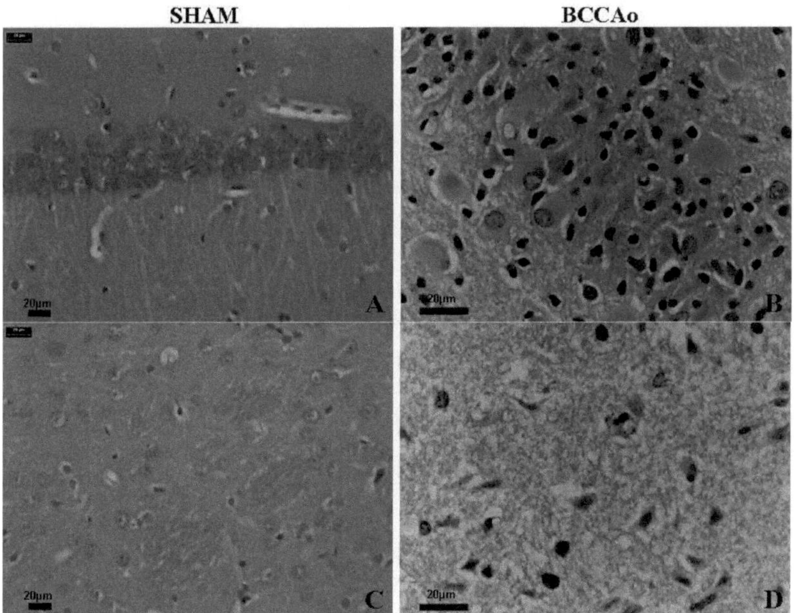

Fig.3.23: Coloração H&E na área Ca1: monocamada do hipocampo (A-B) e no

caudatoputamen (C-D) após 28 anos de BCCAo. São apresentados mais pormenores nas legendas das figs. 3.20 e 3.21. Barras de escala em A, B, C, D: 20µm.

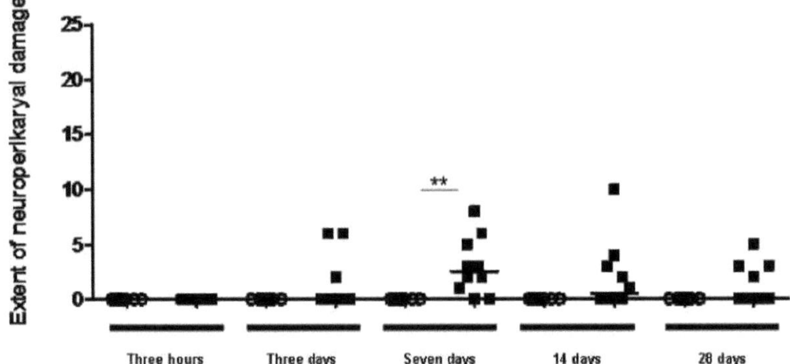

Fig.3.24: Extensão do dano pericário neuronal com o tempo (grau Σ das regiões bilaterais) após hipoperfusão cerebral crónica. Quantificação de secções coradas com H&E. Os dados são apresentados com a respetiva mediana. **P<0,005 para comparação com o grupo sham. (Teste não paramétrico de Mann-Whitney).

Sham 3 horas, n=8; Bccao 3 horas, n=9; Sham 3 dias, n=9; Bccao 3 dias, n=9; Sham 7 dias, n=8; Bccao 7 dias, n=12; Sham 14 dias, n= 8; Bccao 14 dias, n=10; Sham 28 dias, n=9; Bccao 28 dias, n=11.

Estudos anteriores sobre a isquémia cerebral crónica, o enfarte lacunar ou a hipertensão arterial (Feigin e Popoff, 1963; Tomimoto et al., 1996; Akiguchi et al., 1997) postularam que a lesão da substância branca está relacionada com a disfunção da BHE (Wardlaw, 2010). Estas hipóteses explicam por que razão a disfunção vascular é fundamental nas doenças cerebrovasculares. O BCCAo é um modelo bem caracterizado, especialmente num momento posterior. No entanto, a literatura é escassa no que diz respeito às alterações da integridade da BHE durante a hipoperfusão cerebral crónica. Alguns autores mostraram alterações significativas na área periventricular do corpo caloso três dias após a BCCAo (Sood et al., 2008; Ueno et al., 2002). Shin e colaboradores demonstraram um aumento da imunorreactividade da claudina-3 sem uma discussão explícita sobre se está ou não associada a alterações em termos de permeabilidade da BHE. De facto, tem sido demonstrado que o aumento da expressão da claudina-3 interfere e, consequentemente, diminui a permeabilidade das junções apertadas (Coyne et al., 2003; Wolburg et al.,

2003). Por outro lado, o stress inflamatório crónico aumentou a permeabilidade da BHE e a expressão da claudina-3 (Brooks et al., 2005). Uma vez que as SVD são quase sinónimas de hipoperfusão do cérebro, resta saber se a permeabilidade da BHE é responsável pelos danos na substância branca em momentos precoces (três horas após a BCCAo) e se a integridade da BHE pode ser perturbada sete dias após a BCCAo, altura em que observámos a patologia mais grave no período de tempo em que observámos a evolução da neuropatologia após a BCCAo.

3.2 Integridade da BHE após BCCAo no modelo de rato utilizando a RM

3.2.1 Controlo positivo NMDA para a permeabilidade da BBB

A três ratos Wistar machos adultos anestesiados (280-320g) foi injetado NMDA num hemisfério (ipsilateral) e uma injeção de PBS no outro hemisfério (contralateral). Os traços de Hamilton no cérebro podem ser observados na imagem estrutural T2 (fig.3.25 e 3.26 A) pelo aumento da permeabilidade da BHE ao gadolínio junto ao local da injeção em ambos os hemisférios (contralateral e ipsilateral). Esta última pode ser detectada na imagem T1 que mostra o realce do sinal do gadolínio (Fig.3.26 B). No entanto, a introdução da agulha contendo a solução de NMDA no córtex ipsilateral leva a um aumento significativo do sinal de gadolínio (p<0,001) em comparação com o córtex contralateral (fig.3.26 E) nos três animais. O volume do aumento da densidade do gadolínio foi visualmente maior com o agente excitotóxico (NMDA) do que com o veículo fisiológico (PBS).

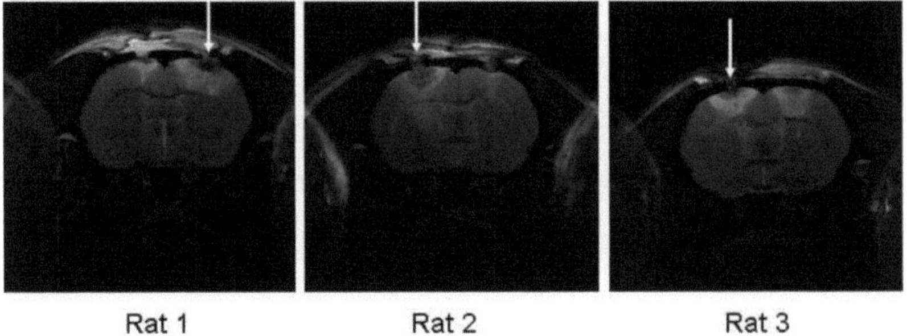

Fig.3.25: Imagens estruturais ponderadas em T2 para mostrar a injeção de NMDA num hemisfério (ipsilateral) e de PBS no outro hemisfério (contralateral) nos três ratos. O hemisfério ipsilateral é assinalado por uma seta branca.

A figura 3.26F representa os dados de um rato; os outros dois receberam uma injeção limitada ao córtex temporal (ver fig. 3.25, sobre as aquisições de imagens T2). Os dados de um animal (fig. 3.26 F) comparam o caudatoputamen que recebeu a injeção de NMD A (ipsilateral) com o caudatoputamen que recebeu a injeção de PBS (contralateral).

As secções imunomarcadas com IgG ao nível do caudatoputamen revelaram uma captação da IgG na pericária do caudatoputamen ipsilateral (Fig.3.26 C), enquanto não se observou essa captação no caudatoputamen contralateral (Fig.3.26 D). A medição do realce de gadolínio mostrou uma diferença significativa entre o caudatoputamen ipsilateral e contralateral, o que indica um aumento da permeabilidade da BHE (Fig. 3.26 F).

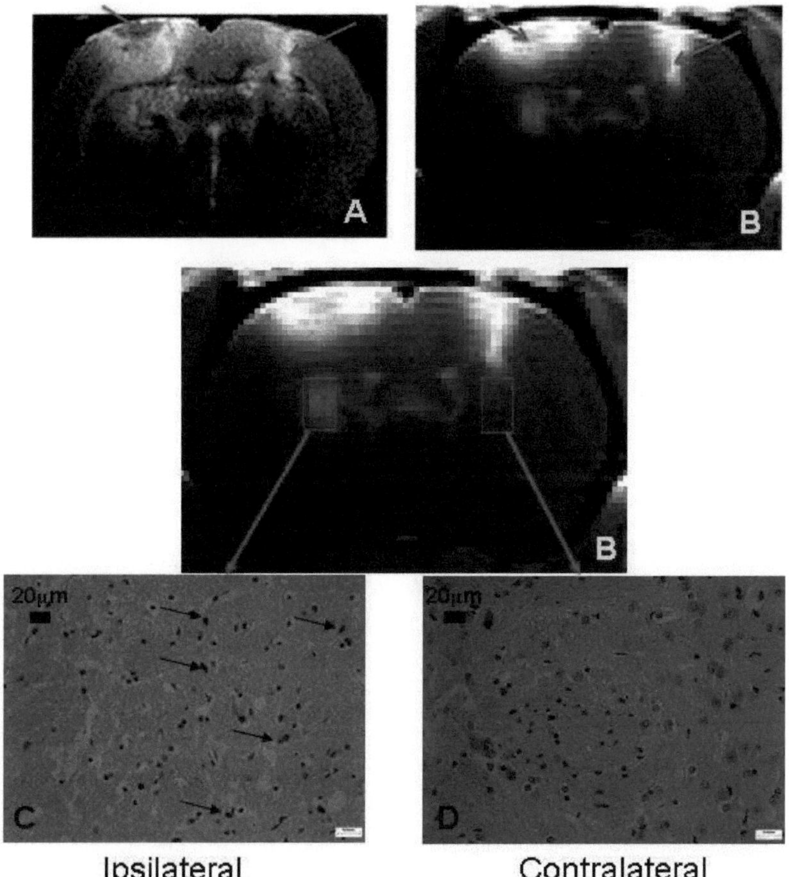

Fig.3.26 (p.137-138): Controlo positivo da permeabilidade da BHE 48 horas após a injeção de NMDA no caudatoputamen. As setas indicam o local de injeção de NDMA no hemisfério ipsilateral e o local de injeção de PBS no hemisfério lateral de controlo. **A:** Imagem estrutural T2 mostrando a localização da introdução da agulha (ver setas). **B:** Imagem T1 mostrando extravasamento de gadolínio para o parênquima (ver setas). **C:** Secção imunomarcada com IgG no lado ipsilateral do caudatoputamen (que recebeu injeção de NMDA) para revelar a captação neuronal de IgG (setas pretas). **D:** Secção imunomarcada com IgG no caudatoputamen contralateral (que recebeu a injeção de PBS), não mostrando qualquer difusão de IgG no interior dos neurónios.

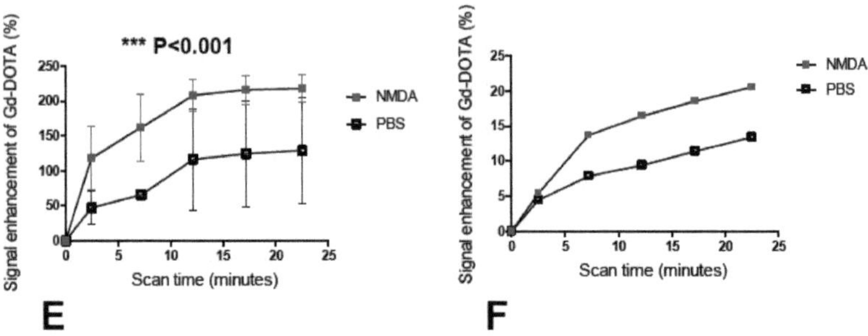

Fig.3.26 (p.137-138): E: Aumento significativo (***P<0,001) do sinal de gadolínio com o tempo após a injeção de NMDA no córtex ipsilateral em comparação com a injeção de PBS no córtex contralateral. Os dados são apresentados com as respectivas médias (n=3) através de uma ANOVA unidirecional com medidas repetidas. **F:** Aumento do sinal de gadolínio com o tempo, que é mais acentuado após a injeção de NMDA no caudatoputamen ipsilateral do que após a injeção de PBS no caudatoputamen contralateral num rato representativo. Barras de escala em C, D: 20μm.

3.2.2 Aquisições de RMN após BCCAo no rato

No estudo anterior, após três horas de BCCAo, apenas foram detectados danos na substância branca por imunohistoquímica, enquanto a substância cinzenta e o aumento da microglia activada apareceram após três dias de BCCAo. Os danos mais graves, tanto na substância branca como na cinzenta, foram detectados após sete dias de BCCAo. Isto explica o facto de terem sido escolhidas três horas e sete dias para estudar a integridade da BHE através de RMN. Será que um aumento da permeabilidade da BHE é responsável pelos danos na substância branca detectados três horas após a BCCAo utilizando imunohistoquímica?

Vinte e seis ratos Wistar machos foram submetidos ao procedimento de hipoperfusão cerebral crónica (secção 2.1.1), tendo sido separados em dois grandes grupos: três horas após a oclusão (sete ratos controlo e sete ratos submetidos ao procedimento BCCAo) e sete dias após a oclusão (seis ratos controlo e seis ratos submetidos ao procedimento BCCAo). Escolhi quatro regiões (corpo caloso, caudatoputamen, cápsula externa e cápsula interna) para serem submetidas a análises (como descrito na secção 2.4.5) em imagens ponderadas em T1 (ver Anexo A) e em mapas MTR, processados pelo Dr. Mark Bastin.

3.2.2.1 Medições MTR
3.2.2.1.1 Variações regionais de MTR após três horas de BCCAo

A MTR do grupo BCCAo e do grupo sham três horas após as cirurgias mostrou diferenças regionais significativas entre as regiões do cérebro (Fig. 3.27 e). A MTR foi mais elevada no corpo caloso, na cápsula externa e na cápsula interna, e foi mais baixa no caudatoputamen. A MTR da estrutura da substância cinzenta foi significativamente mais baixa (p<0,0001) do que a da substância branca (fig. 3.27 e). No entanto, não foram encontradas diferenças significativas na MTR entre os dois grupos, o que demonstra que, após três horas, o BCCAo não apresentou quaisquer diferenças na fisiologia da substância branca em comparação com o grupo de controlo utilizando aquisições MTI.

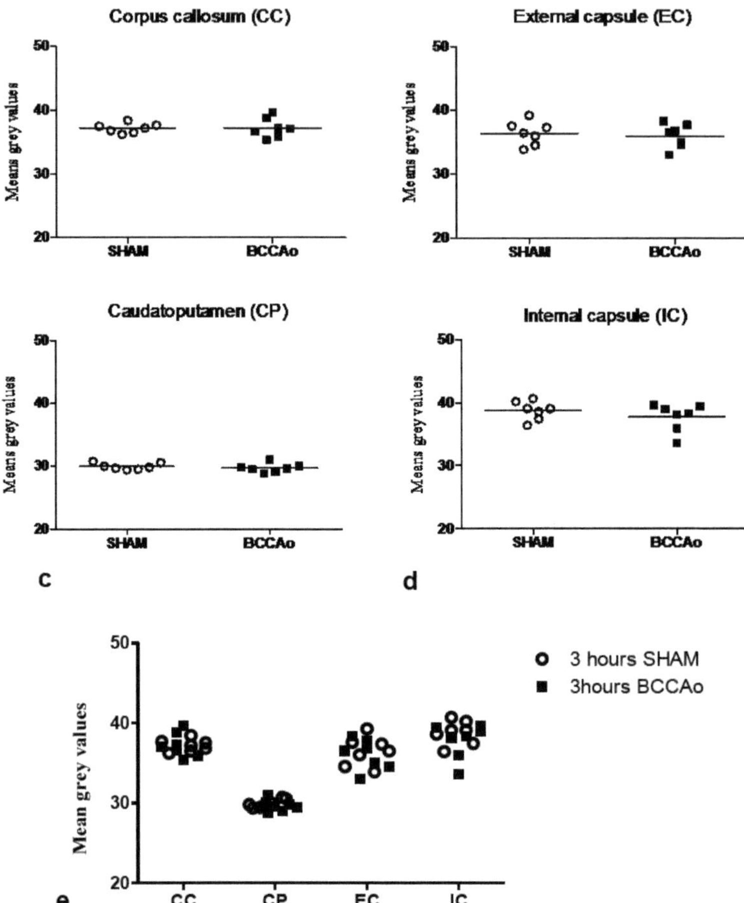

Fig.3.27: Valores MTR BCCAo comparados com ratos sham após três horas de intervenção (**a, b, c, d**). Os dados são apresentados com as respectivas médias (teste t não emparelhado). Sham 3 horas, n=7; BCCAo 3 horas, n=7. Não foram encontradas diferenças significativas entre os grupos sham e BCCAo.

(**e**): Variações regionais da MTR: corpo caloso (CC), caudatoputamen (CP), cápsula externa (CE) e cápsula interna (CI).

3.2.2.1.2 Variações regionais de MTR após sete dias de BCCAo

A MTR dos dois grupos aos sete dias após a cirurgia mostrou diferenças regionais significativas entre as regiões do cérebro (Fig. 3.28). A MTR foi mais elevada nas regiões em que predomina a substância branca, como o corpo caloso, a cápsula externa e a cápsula interna. A MTR era mais baixa no caudatoputamen, que é uma região mista de substância

branca e cinzenta. De facto, a MTR do caudatoputamen foi significativamente mais baixa

(p<0,0001) do que a da substância branca (fig. 3.28e). No entanto, não foram encontradas

diferenças significativas na MTR entre os dois grupos (sham e BCCAo), o que indicaria

que, sete dias após a BCCAo, as aquisições de MTI não revelaram quaisquer diferenças

na fisiologia da substância branca após a BCCAo em comparação com o grupo operado

com sham.

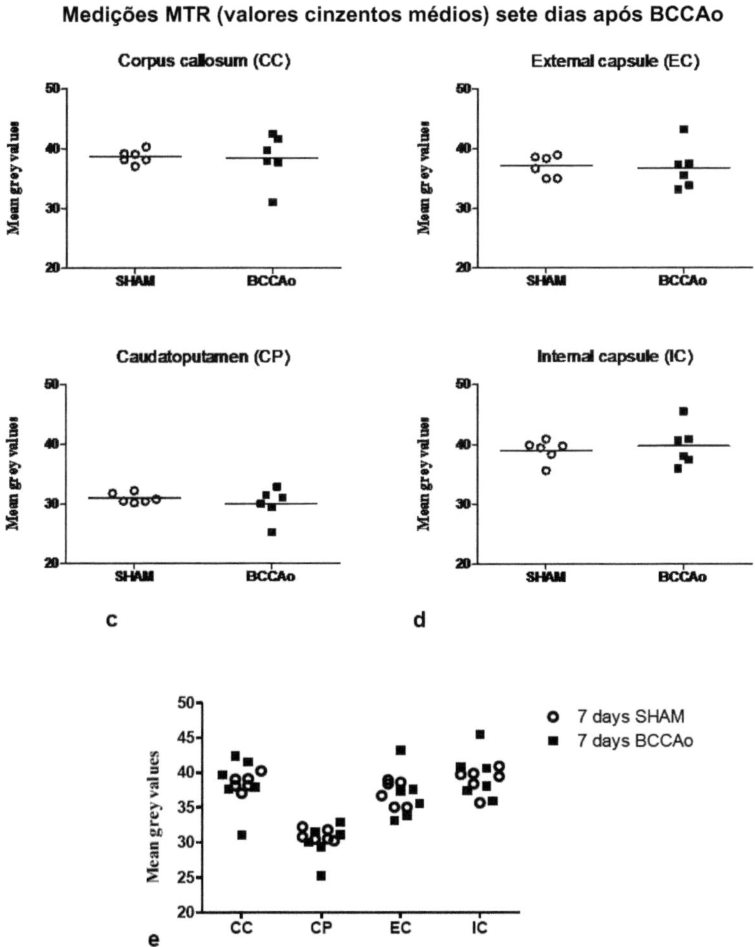

Fig.3.28: Valores de MTR BCCAo comparados com ratos sham após três horas de

intervenção (**a, b, c, d**). Os dados são apresentados com as respectivas médias (teste t não emparelhado). Sham 7 dias, n=6; BCCAo 7 dias, n=6. Não foram encontradas diferenças significativas entre os grupos sham e BCCAo.
(**e**): Variações regionais da MTR: corpo caloso (CC), caudatoputamen (CP), cápsula externa (CE) e cápsula interna (CI).

3.2.2.2 Aquisições MRI-T1 relacionadas com a integridade da BBB
3.2.2.2.1 Aquisição MRI-T1 três horas após o BCCAo

Após três horas de BCCAo (ou dos seus ratos sham-operated apropriados), o realce induzido pelo gadolínio do sinal adquirido por RM foi calculado, a partir das imagens T1, em regiões de interesse selecionadas, tal como descrito na secção 2.4.5 do capítulo dos métodos. Os dados são apresentados na figura 3.29. Não foram encontradas diferenças significativas em comparação com o grupo operado com sham, em nenhuma das quatro regiões selecionadas.

3.2.2.2.2 Aquisição MRI-T1 sete dias após o BCCAo

O procedimento descrito acima (3.2.2.2.1) foi repetido em dois grupos de ratos estudados sete dias após as intervenções sham ou BCCAo. Nos ratos BCCAo, foi detectado um aumento do sinal de gadolínio em todas as quatro regiões selecionadas. Em todas elas, o sinal de gadolínio foi maior do que no grupo simulado e foram observadas diferenças significativas entre o grupo BCCAo e o grupo simulado no caudatoputamen ($p<0,05$) e na cápsula externa ($p<0,01$) sete dias após a BCCAo (Fig. 3.30).

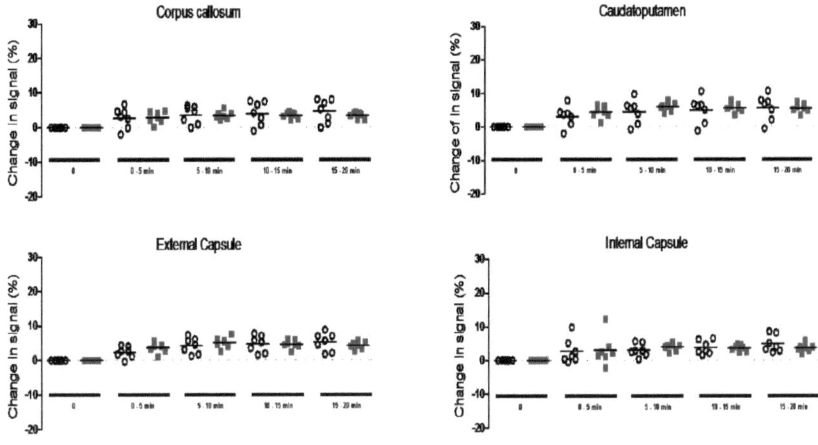

Fig.3.29: Evolução do aumento do sinal induzido pelo gadolínio em função do tempo (min) após a administração do traçador paramagnético. Três horas após a intervenção, foram estudados ratos sham (círculos abertos, preto, n=7) e BCCAo (quadrados preenchidos, vermelho, n=7). As barras horizontais representam os valores médios do grupo. Não se verificaram diferenças entre os grupos, quer em função do tempo, quer em função da região (testes explicados na secção 2.7.2).

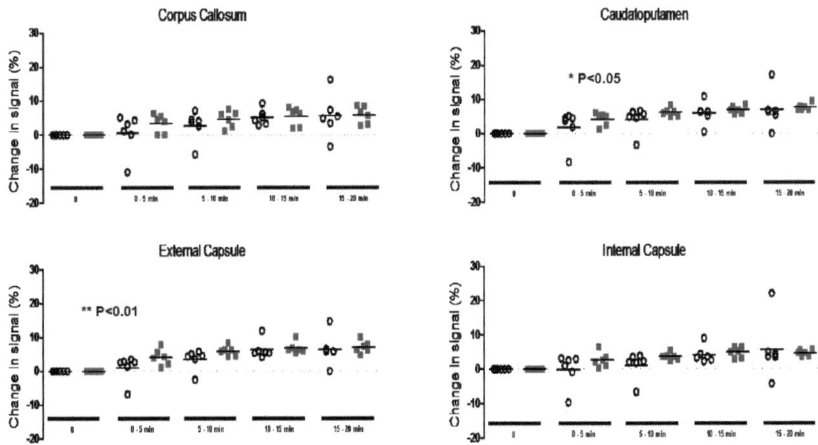

Fig.3.30: Evolução do aumento do sinal induzido pelo gadolínio em função do tempo (min) após a administração do traçador paramagnético. Sete dias após a intervenção, foram estudados ratos sham (círculos abertos, preto, n=6) e BCCAo (quadrados preenchidos, vermelho, n=6). As barras horizontais representam os valores médios do grupo. Foram encontradas diferenças significativas entre os grupos em função das regiões: no caudatoputamen (p<0,05) e na cápsula externa (p<0,01). (Testes explicados na secção 2.7.2).

3.2.3 Avaliação histológica e imunohistoquímica

3.2.3.1 Patologia axonal após quatro horas de pós-operatório

Após três horas de oclusão, os ratos foram submetidos a exames de RMN com uma duração de 45 a 60 minutos por animal. Assim, a perfusão que ocorreu uma hora depois do exame de RM levou-nos a analisar uma patologia de quatro horas após a BCCAo, e não de três horas.

Após o início da BCCAo, as secções imunomarcadas para a APP revelaram que 3/6 animais apresentavam acumulação de APP (ver tabela 3.5). Não foram observadas diferenças significativas (fig.3.31) entre os dois grupos (sham e BCCAo).

Quatro horas após a cirurgia	SHAM (acumulação de APP)	BCCAo (acumulação de APP)
Hipocampo	0/6	0/6
Caudatoputamen	1/6	3/6
Corpo caloso	1/6	1/6
Cápsula externa	2/6	3/6
Cápsula interna	0/6	0/6
Trato ótico	0/6	1/6

Tabela 3.5: Número de ratos em que foi detectado um aumento da acumulação de APP nas regiões selecionadas após quatro horas de BCCAo.

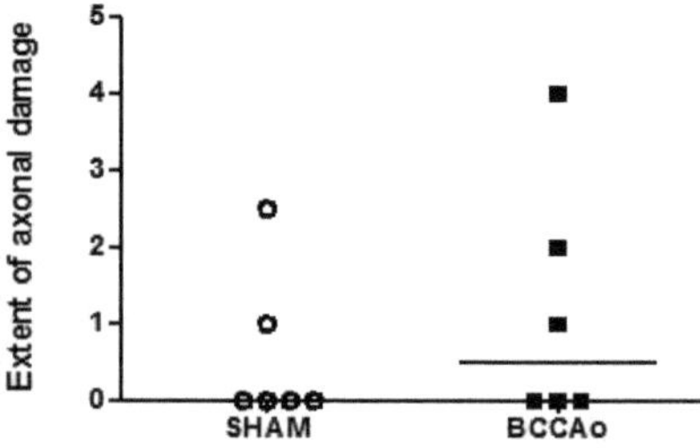

Fig.3.31: Extensão do dano axonal com o tempo (Σ grau das regiões bilaterais) após quatro horas de BCCAo. Quantificação da acumulação de APP. Os dados são apresentados com a sua mediana para comparação com o grupo sham. (Teste não paramétrico com teste de Mann-Whitney). Sham 4 horas, n=6; Bccao 4 horas, n=6.

3.2.3.2 Patologia axonal após sete dias de pós-operatório

Sete dias após a cirurgia, as secções imunomarcadas com APP revelaram que 3/6 animais que foram submetidos a BCCAo permanente apresentavam acumulação de APP. Nenhum animal do grupo de controlo apresentou qualquer acumulação de APP. A tabela abaixo expõe as regiões onde foi detectada a acumulação de APP (Fig.3.32a D) (tabela 3.6). Não foram encontradas diferenças significativas entre os dois grupos (Fig.3.32b).

Sete dias após a cirurgia	SHAM (acumulação de APP)	BCCAo (acumulação de APP)
Hipocampo	0/6	0/6
Caudatoputamen	0/6	2/6
Corpo caloso	0/6	1/6
Cápsula externa	0/6	0/6
Cápsula interna	0/6	0/6
Trato ótico	0/6	1/6

Tabela 3.6: Número de ratos em que foi detectado um aumento da acumulação de APP nas regiões selecionadas após sete dias de BCCAo.

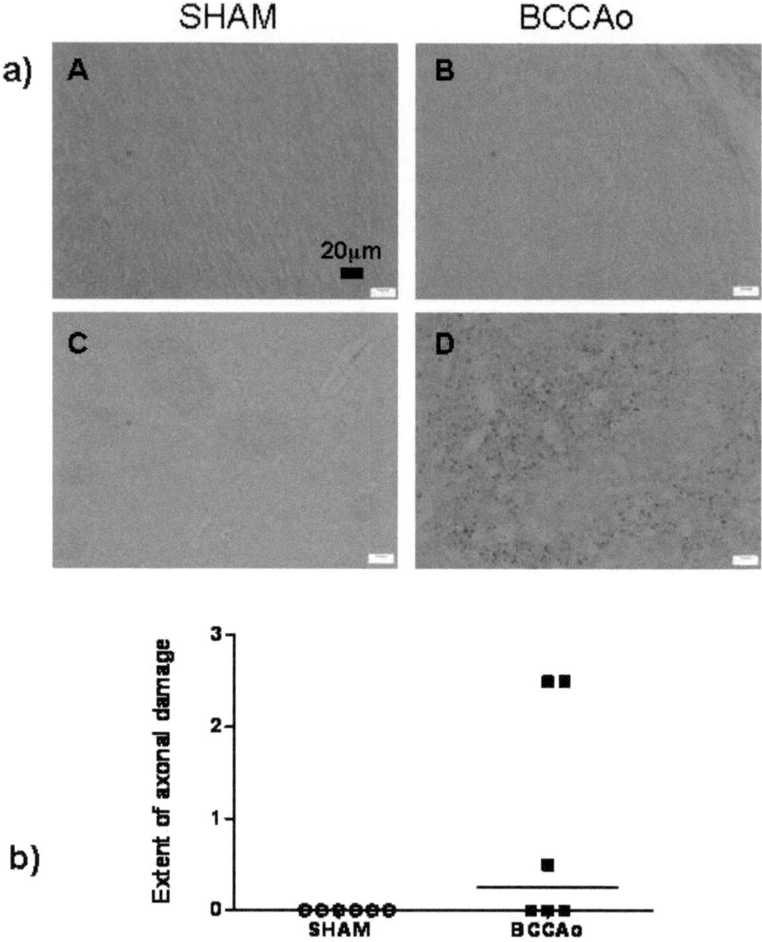

Fig.3.32: a) Imunomarcação de APP (X200) no corpo caloso (A e B) e no caudatoputamen (C e D) após sete dias de BCCAo (B e D) ou Sham (A e C). **b)** Extensão da acumulação de APP com o tempo (Σ grau de regiões bilaterais) após sete dias de BCCAo. Quantificação da acumulação de APP. Os dados são apresentados com a sua mediana para comparação com o grupo sham. (Teste não paramétrico de Mann-Whitney). Sham 3 horas, n=6; Bccao 3 horas, n=6. Barras de escala em A, B, C, D: 20µm.

3.2.3.3 Aumento da ativação microglial após quatro horas de pós-operatório

As secções imunomarcadas com Iba-1 revelaram um aumento da microglia activada no grupo sham (Fig.3.33). A quantificação dessas lâminas (secção 2.3.6) revelou que, após 4 horas de oclusão, não existiam diferenças em comparação com o grupo simulado (Fig.

106

3.33).

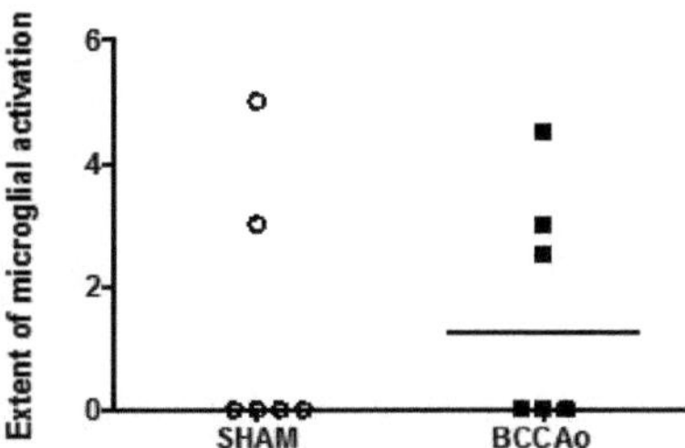

Fig.3.33: Extensão do aumento da ativação microglial com o tempo (grau Σ das regiões bilaterais) após quatro horas de BCCAo. Quantificação da presença de Iba- 1. Os dados são apresentados com a respetiva mediana para comparação com o grupo sham. (Teste não paramétrico de Mann-Whitney). Sham 4 horas, n=6; Bccao 4 horas, n=6.

3.2.3.4 Aumento da ativação microglial após sete dias de pós-operatório

Sete dias após o procedimento de BCCAo permanente, as secções imunomarcadas com Iba-1 (Fig.3.34a) revelaram algum aumento da microglia activada no grupo simulado, o que pode ser devido ao número de procedimentos a que um rato foi submetido (cirurgia para a separação das artérias carótidas comuns do nervo vago, depois a introdução do cateter na veia femoral sete dias mais tarde, a que se seguiram os exames de RMN de uma hora). O teste Mann-Whitney mostrou uma diferença significativa (p<0,01) entre o grupo sham e o grupo BCCAo (Fig.3.34b).

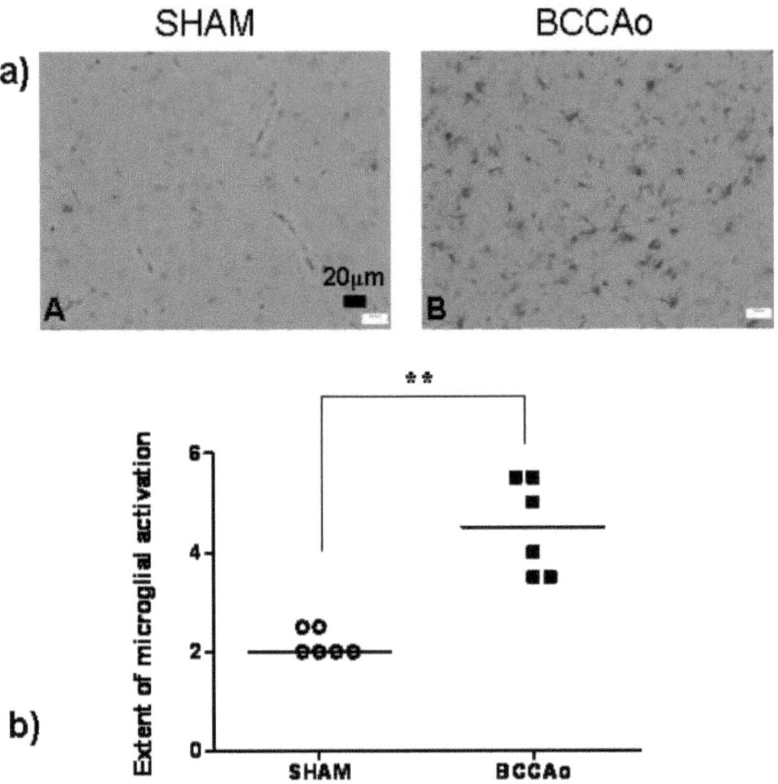

Fig.3.34: a) Imunomarcação de Iba-1 no caudatoputamen após sete dias de BCCAo (B) ou Sham (A). **b)** Extensão do aumento da ativação microglial com o tempo (Σ grau de regiões bilaterais) após sete dias de BCCAo. Quantificação da presença de Iba-1. Os dados são apresentados com sua mediana ****P<0**,01 para comparação com o grupo sham. (Teste não paramétrico de Mann-Whitney). Sham 7 dias, n=6; Bccao 7 dias, n=6. Barras de escala em A, B: 20µm.

3.2.3.5 Danos neuronais pericárdicos após quatro horas de pós-operatório

Foram utilizadas secções coradas com H&E para quantificar os neurónios isquémicos (secção 2.2.3), no hipocampo e no caudatoputamen. Os danos no pericário dos neurónios são definidos por um núcleo picnótico de coloração escura intensa rodeado por citoplasma eosinofílico, enquanto os neurónios saudáveis têm núcleos redondos grandes e corpos celulares com estruturas citoplasmáticas visíveis.

Após quatro horas de BCCAo, não foram detectados neurónios isquémicos nem no hipocampo nem no caudatoputamen. Por conseguinte, não foram observadas diferenças

em relação ao grupo de controlo (sham) (Fig.3.35).

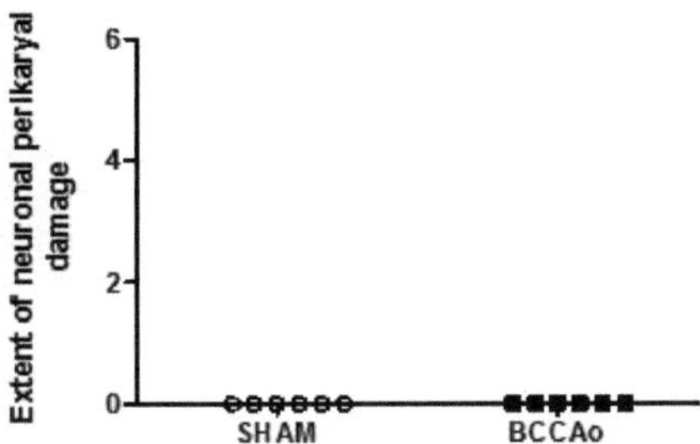

Fig.3.35: Extensão da lesão pericárdica neuronal (grau Σ das regiões bilaterais) após quatro horas de BCCAo. Quantificação da presença de neurónios isquémicos. Os dados são apresentados com a sua mediana para comparação com o grupo sham. (Teste não paramétrico de Mann-Whitney). Sham 4 horas, n=6; Bccao 4 horas, n=6.

3.2.3.6 Danos neuronais pericárdicos após sete dias de pós-operatório

Após sete dias de BCCAo, não foram detectados danos no pericário dos neurónios no

hipocampo, mas apenas no caudatoputamen, onde 3/6 ratos BCCAo apresentavam

neurónios isquémicos (Fig.3.36a B). A diferença entre o grupo sham e o grupo BCCAo

não foi significativa (Fig.3.36b).

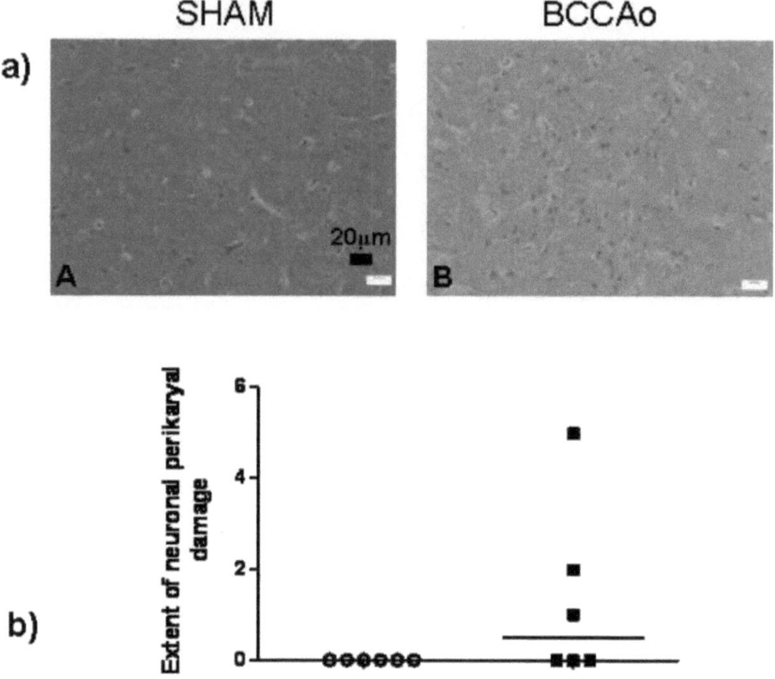

Fig.3.36: a) Coloração H&E no caudatoputamen após sete dias de BCCAo (B) ou Sham (A). **b)** Extensão do dano pericário neuronal (grau Σ das regiões bilaterais) após sete dias de BCCAo. Quantificação da presença de neurónios isquémicos. Os dados são apresentados com a sua mediana para comparação com o grupo sham. (Teste não paramétrico com teste de Mann-Whitney). Sham 7 dias, n=6; Bccao 7 dias, n=6. Barras de escala em A, B: 20µm.

Este é o primeiro estudo a avaliar a integridade da BHE num momento anterior utilizando a RM. Além disso, é o primeiro estudo que mostrou um aumento do sinal de Gadolínio no caudatoputamen e na cápsula externa, no modelo de rato de BCCAo permanente. Os resultados sugerem que a BCCAo permanente não induz, por si só, um aumento da permeabilidade da BHE, mas a presença de danos e de microglia activada pode desempenhar um papel na modulação das propriedades da BHE. Coloco então a hipótese de que os danos na substância branca podem ser devidos a alguns factores expressos num ambiente de diminuição do fornecimento de sangue relacionado com uma diminuição do oxigénio e da glicose, levando a um estado de hipoxia. É bem sabido que, em condições de hipóxia, o fator induzível por hipóxia-1a (HIF-1α) é expresso e a sua sobreexpressão causa apoptose (Krick et al., 2005) através da ativação de diferentes factores, incluindo p53, p21, (Greijer e Van der Wall, 2004; Carmeliet et al., 1998), caspase-3, fator de crescimento endotelial vascular (VEGF) e metaloproteinases da matriz (MMPs) (Narumiya et al., 2001). Foi detectado um aumento do VEGF às 24 horas e aos sete dias de hipoperfusão cerebral crónica e a sua expressão está principalmente associada a células endoteliais em ratos Sprague-Dawley (Hai et al., 2003). Além disso, a proteína fator de necrose tumoral (TNF)-α está aumentada seis e 24 horas após a isquémia cerebral (Haddad et al., 2006). Os neurónios e as microglias são as principais fontes de TNF-α, o que leva à formação de edema e à desmielinização em condições isquémicas (Selmaj et al., 1988; Taupin et al., 1997).

Se acrescentarmos aos nossos resultados estas informações, poderemos compreender melhor os possíveis mecanismos da patologia da substância branca e cinzenta e as suas inter-relações. É certo que os danos na substância branca não são induzidos pela ativação da microglia *per se,* mas a lesão da pericárdia pode dever-se, em parte, à ativação da microglia, que produz TNF-α e pode diferenciar-se em células citotóxicas (Banati et al., 1993); esta sequência conduz então a danos na pericárdia. Além disso, foi demonstrado que a metaloproteinase-2 da matriz (MMP-2) desempenha um papel importante na hipoperfusão cerebral crónica (Nakaji et al., 2006) e que, após 3 dias de hipoperfusão, a expressão de MMP-2 induz a ativação microglial (Ihara et al., 2001; Wakita et al., 2002). Além disso, a MMP-2 aumenta a permeabilidade da BHE ao romper as junções estreitas (Yang et al., 2007).

É então do nosso interesse verificar a expressão desses factores após o BCCAo no rato wistar macho para compreender melhor os danos que ocorrem especificamente na substância branca e na substância cinzenta.

3.3 Proteínas implicadas na patologia da substância branca no modelo do rato de hipoperfusão cerebral crónica

Os ratos foram divididos aleatoriamente em dois grupos, três horas e sete dias após o BCCAo, bem como num grupo de controlo (sham) para cada momento (secção 2.1.1). O procedimento foi realizado num total de 29 ratos (15 BCCAo e 14 sham). Um rato do grupo BCCAo morreu em 24 horas. (Ver Apêndice E para as séries completas de western blots).

3.3.1 Análise por Western blot dos níveis proteicos após hipoperfusão

3.3.1.1 HIF-1a Western blotting

A análise por Western blot dos níveis de HIF-1a no córtex, no corpo caloso e no caudatoputamen num hemicérebro não detectou alterações na resposta à hipoperfusão entre sham e BCCAo após sete dias (fig. 3.37). No entanto, pode observar-se uma variação dos níveis de HIF-1α entre o córtex, o corpo caloso e o caudatoputamen após três horas de BCCAo.

3.3.1.2 VEGF Western blotting

A análise por Western blot dos níveis de VEGF no córtex e no corpo caloso num hemicérebro não detectou qualquer alteração em resposta à hipoperfusão cerebral entre animais sham e BCCAo após três horas ou sete dias de pós-operatório (fig. 3.38 e 3.39). Entre três horas e sete dias, os níveis de VEGF duplicaram no córtex e aumentaram no corpo caloso nos grupos sham e BCCAo.

3.3.1.3 Caspase-3 Western blotting

A análise por Western blot dos níveis de caspase-3 no córtex, no corpo caloso e no caudatoputamen num hemicérebro não detectou qualquer alteração em resposta à hipoperfusão entre sham e BCCAo, em nenhuma das regiões examinadas (fig. 3.40 e 3.41). No corpo caloso, os níveis de caspase-3 são reduzidos para metade entre três horas e sete dias após a cirurgia, tanto no grupo sham como no grupo BCCAo.

3.3.1.4 MMP-2 Western blotting

Análise por Western blot dos níveis de MMP-2 no córtex e no corpo caloso (fig.3.42), bem como no caudatoputamen (fig.3.43). Os tecidos do córtex e do corpo caloso foram estudados às três horas, o córtex e o caudatoputamen aos sete dias após as intervenções sham ou BCCAo. Não se registaram alterações significativas nos níveis de MMP-2 relacionadas com a oclusão.

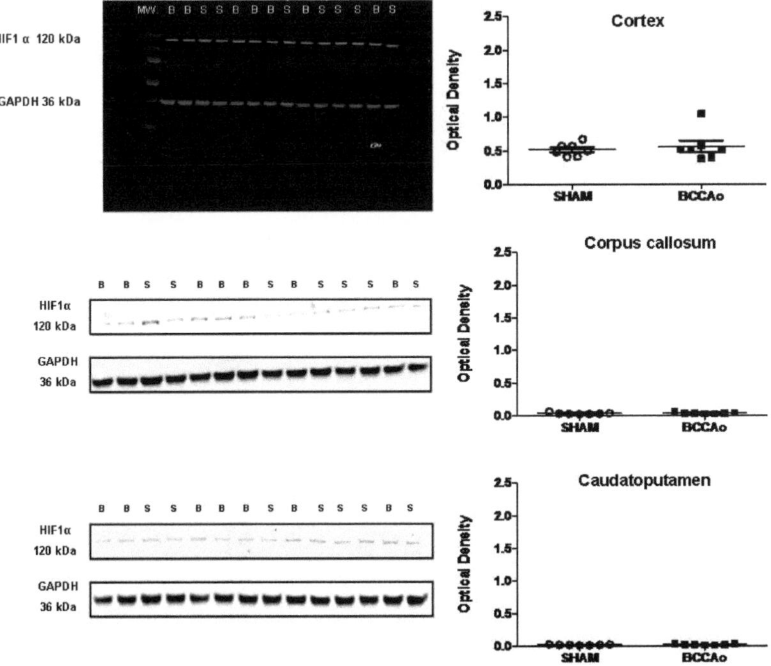

Fig.3.37: Análise Western blot do HIF-1α no córtex, no corpo caloso e no caudatoputamen de um meio-cérebro, sete dias após a intervenção (sham ou BCCAo). As linhas horizontais nos gráficos representam os valores médios ± SEM.

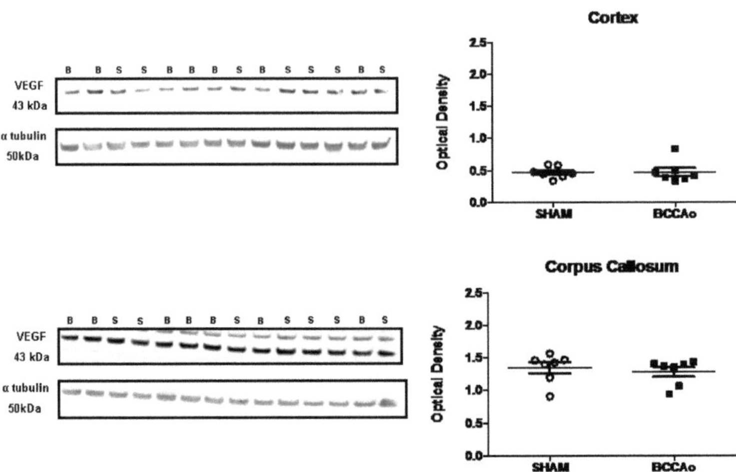

Fig.3.38: Análise de Western blot do VEGF no córtex e no corpo caloso de um semi-cérebro, três horas após a intervenção (sham ou BCCAo). As linhas horizontais nos gráficos representam os valores médios ± SEM.

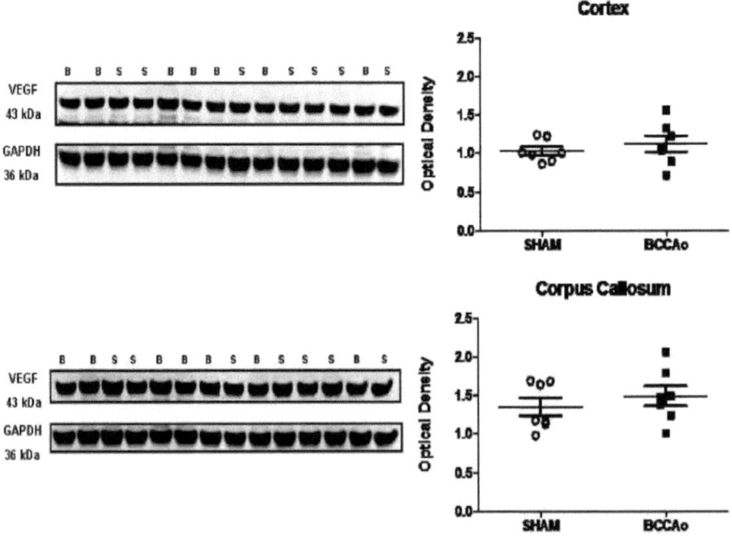

Fig.3.39: Análise de Western blot do VEGF no córtex e no corpo caloso de um semi-cérebro, sete dias após a intervenção (sham ou BCCAo). As linhas horizontais nos gráficos representam os valores médios ± SEM.

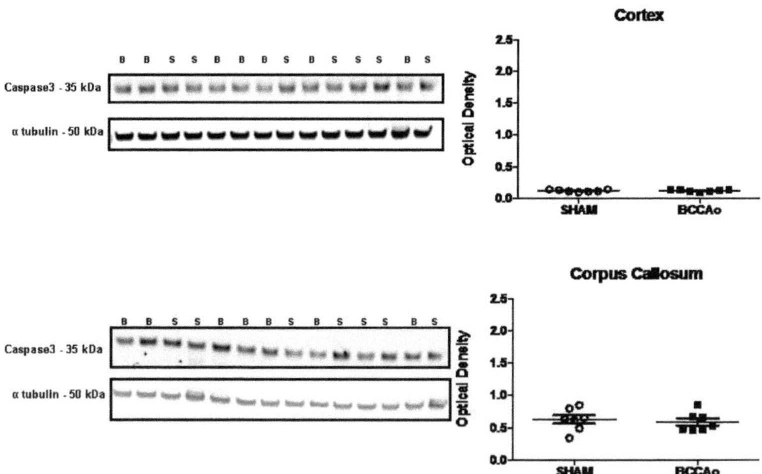

Fig.3.40: Análise Western blot da caspase-3 no córtex e no corpo caloso de um meio-cérebro, três horas após a intervenção (sham ou BCCAo). As linhas horizontais nos gráficos representam os valores médios ± SEM.

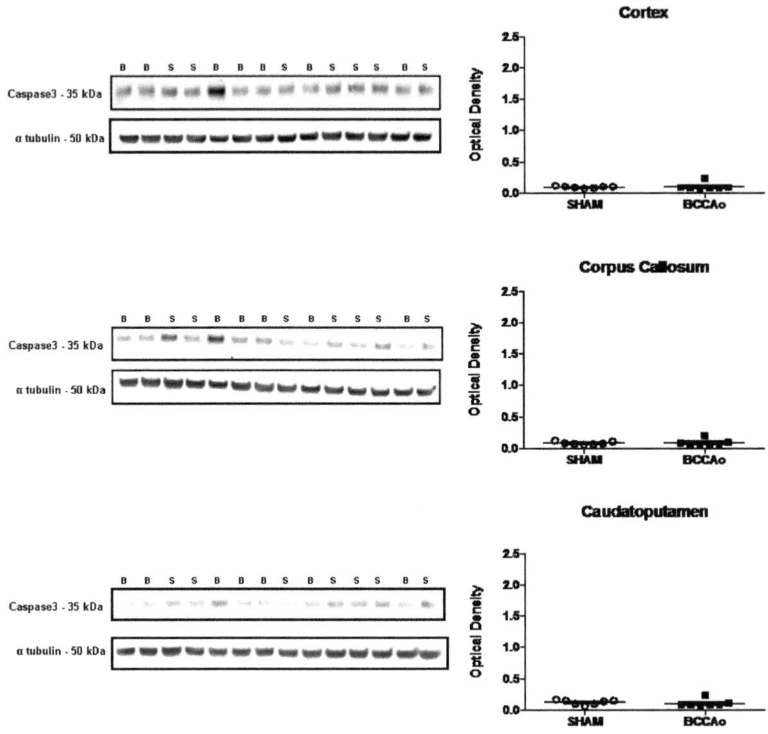

Fig.3.41: Análise Western blot da caspase-3 no córtex, no corpo caloso e no caudatoputamen de um meio-cérebro, sete dias após a intervenção (sham ou BCCAo). As linhas horizontais nos gráficos representam os valores médios ± SEM.

116

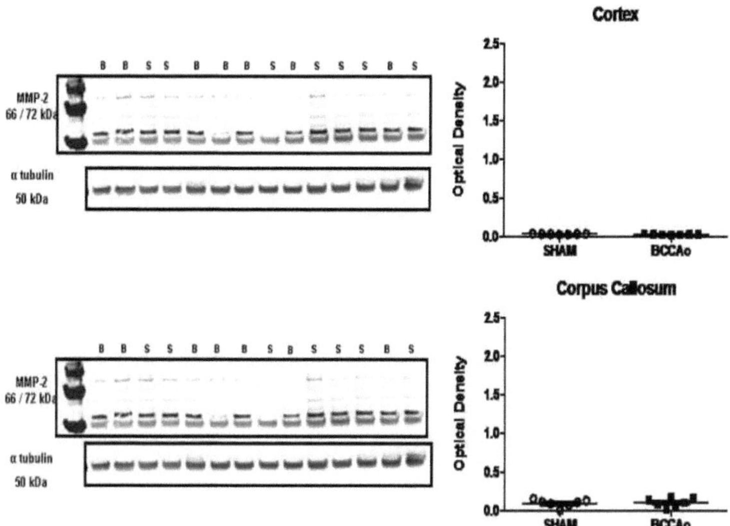

Fig.3.42: Análise Western blot da MMP-2 no córtex e no corpo caloso e caudatoputamen de um meio-cérebro, três horas após a intervenção (sham ou BCCAo). As linhas horizontais nos gráficos representam os valores médios ± SEM.

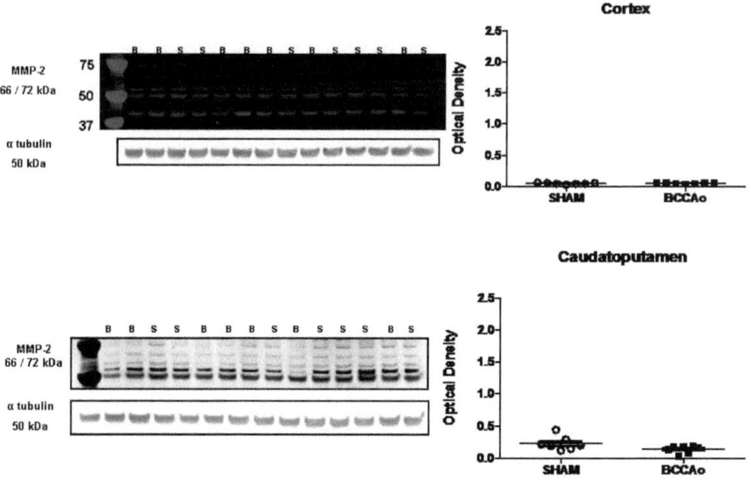

Fig.3.43: Análise Western blot da MMP-2 no córtex e no corpo caloso e caudatoputamen de um meio-cérebro, sete dias após a intervenção (sham ou BCCAo). As linhas horizontais nos gráficos representam os valores médios ± SEM.

3.3.2 Expressão genética de proteínas que podem estar implicadas na lesão da substância branca e cinzenta após hipoperfusão

3.3.2.1 Expressão do ARNm do HIF-1α

A análise por RT-PCR da expressão de HIF-1α no córtex, no corpo caloso e no caudatoputamen num hemicérebro não detectou qualquer alteração na resposta à hipoperfusão entre sham e BCCAo, em nenhuma das regiões examinadas (fig.3.44 A).

3.3.2.2 Expressão do ARNm da caspase-3

A análise por RT-PCR da expressão da caspase-3 no córtex, no corpo caloso e no caudatoputamen num hemicérebro não detectou qualquer alteração na resposta à hipoperfusão entre sham e BCCAo, em nenhuma das regiões examinadas (fig.3.44 B).

3.3.2.3 Expressão do mRNA do VEGF

A análise por RT-PCR da expressão de VEGF no córtex, no corpo caloso e no caudatoputamen num hemicérebro detectou alterações significativas em resposta à hipoperfusão entre sham e BCCAo, em todas as regiões examinadas (fig.3.44 C).

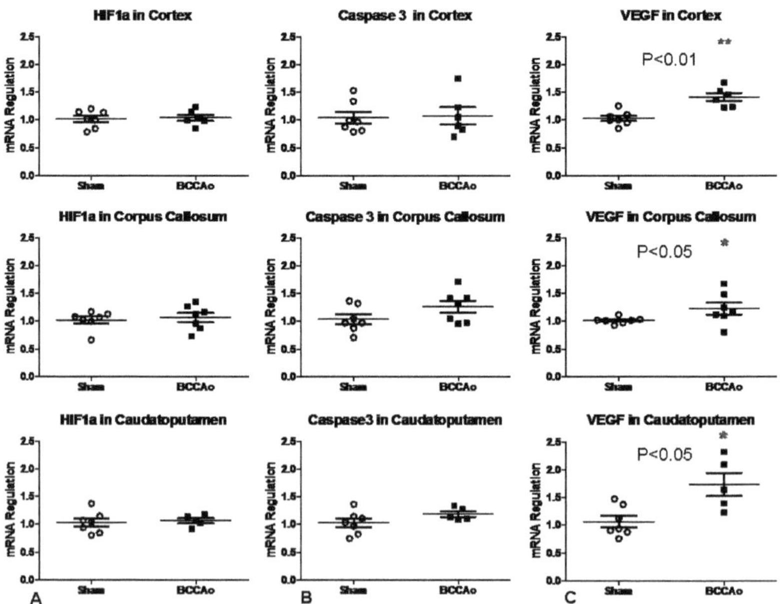

Fig.3.44: Análise por RT-PCR do ARNm de HIF-1α (A), ARNm de Caspase3 (B) e ARNm de VEGF (C) no córtex, no corpo caloso e no caudatoputamen sete dias após a cirurgia. As amostras foram retiradas de um hemisfério.

Capítulo 4. Discussão

O BCCAo é um modelo - ou paradigma - de neurodegenerescência no cérebro (e na retina - *vide infra)* que tem sido amplamente estudado ao longo de várias décadas. Existem, atualmente, cerca de 1000 artigos referenciados na literatura. Uma revisão pertinente e recente abrangeu as 107 publicações que se centraram no défice cognitivo vascular induzido pelo BCCAo para aprofundar a nossa compreensão da demência vascular no homem. Os 107 estudos foram divididos em 16 modelos animais distintos (Jiwa et al., 2010).

A sua revisão abre caminhos para investigações futuras. Por exemplo, as deficiências neuropsicológicas enumeradas foram principalmente défices na memória de trabalho e de referência. O comprometimento cognitivo vascular engloba uma variedade de doenças cerebrovasculares, como a doença dos pequenos vasos, a demência multi-infarto, o AVC focal, a arteriopatia e muitos outros estados patológicos. No entanto, o modelo mais utilizado foi o do BCCAo para provocar hipoperfusão cerebral crónica e a sua lesão da substância branca relacionada, mas mal definida. É com base nesta abundante literatura que o nosso estudo tentou desvendar as modificações temporais nos diferentes tipos de células do SNC após BCCAo.

Considerações de carácter geral

Diferentes estudos compararam as alterações histológicas produzidas pelo BCCAo na substância branca e/ou cinzenta, mas nenhum comparou a progressão dos danos entre elas. Os estudos realizados nesta tese indicaram a vulnerabilidade da matéria branca e cinzenta à ligadura permanente de ambas as artérias carótidas comuns ao longo do tempo, como um modelo de SVD. Inicialmente, a patologia axonal e da mielina que precede a ativação microglial e os danos pericárdicos foram caracterizados no presente modelo. Não foi detectado um aumento da permeabilidade da BHE no modelo BCCAo em momentos anteriores através da utilização da RMN, mas apenas após sete dias de

BCCAo, o que leva a concluir que os danos observados na substância branca em momentos anteriores não se devem a um aumento da permeabilidade da BHE. Finalmente, a via apoptótica não parece ser uma causa de danos na substância branca três horas ou sete dias após o BCCAo, mas foi detectada uma expressão significativa de VEGF sete dias após o BCCAo, o que pode estar associado ao aumento da permeabilidade da BHE que detectámos na RM sete dias após o BCCAo.

Foram observados padrões temporais diferentes de alterações neuropatológicas no rato Wistar macho adulto após a indução experimental de BCCAo. Existem dissemelhanças marcantes na evolução dos danos histológicos dentro e entre a estrutura da substância branca e cinzenta selecionada para o estudo. Foram também observados padrões aleatórios entre animais e dentro do mesmo grupo. Esta dispersão pode ser explicada por variações no fornecimento de sangue, bem como pelas diferentes anastomoses que existem nalguns cérebros de ratos, mas não noutros (Otori et al., 2003). De facto, o círculo de Willis "normal" no rato encontra-se numa minoria de espécimes anatómicos; o mesmo acontece no homem (Alpers et al., 1959). A diminuição do peso durante os dois primeiros dias após a indução de BCCAo pode também ser explicada pelo fornecimento de sangue através da artéria carótida externa que alimenta o pescoço, a face, a língua e os lábios. Uma diminuição do fluxo sanguíneo da carótida externa poderia afetar o aparelho de mastigação e, por conseguinte, levar a uma perturbação na absorção dos alimentos.

O BCCAo provoca lesões na substância branca

Vários estudos já demonstraram, no modelo permanente de BCCAo, que a hipoperfusão cerebral crónica induz danos na substância branca no rato adulto (Wakita et al., 2002; Wakita et al., 2003). Apenas dois artigos (Wakita el al., 2002 e Wakita et al., 2003) se centraram nos danos axonais induzidos pela BCCAo. Eles mostraram que o dano axonal era aparente em um dia no corpo caloso, na cápsula interna e no caudatoputamen e que apenas traços de dano axonal eram observados no trato ótico após uma hora de BCCAo

(Wakita et al., 2002). Estes dados corroboram os nossos resultados, na medida em que, mesmo após três horas de oclusão, não foram detectados danos axonais no trato ótico, enquanto que, ao mesmo tempo, o corpo caloso, a cápsula externa, a fímbria, a cápsula interna e o caudatoputamen exibiram danos axonais evidentes. Deve sublinhar-se o facto de, após três horas de BCCAo, terem sido detectados resíduos de mielina no trato ótico. Foi demonstrado que a primeira alteração patológica induzida pela anóxia na substância branca foi o dano periaxonal nas bainhas de mielina (Waxman et al., 1992). O anticorpo que utilizámos, criado contra a glicoproteína associada à mielina (MAG), foi escolhido para detetar esta proteína localizada na região periaxonal da bainha de mielina. Na esclerose múltipla, na encefalite viral e nas lesões agudas induzidas por acidentes vasculares cerebrais, verificou-se uma perda primária de MAG, enquanto as outras proteínas da mielina estavam bem preservadas (Aboul-Enein et al., 2003). Estes dados podem explicar a dicotomia entre a deteção de danos na mielina mas não de danos axonais no trato ótico após três horas de BCCAo.

Os danos nas regiões de substância branca pareceram ser mais pronunciados entre três e 28 dias após a BCCAo. As regiões de substância branca exibiram um grau variável de vulnerabilidade ao BCCAo, sendo o trato ótico a região mais severa e rarefeita em relação ao tempo. Esta predisposição desta estrutura pode também ser explicada pelo seu fornecimento de sangue pela artéria oftálmica e pela artéria cerebral anterior, que são ramos da artéria carótida interna.

Com base nestes resultados, surgiu a hipótese de que a lesão da mielina ocorre antes da lesão axonal após três horas de BCCAo no trato ótico; a mielina parece ser mais sensível do que os próprios axónios após uma diminuição abrupta e sustentada do fluxo sanguíneo carotídeo.

O BCCAo provoca lesões neuronais e pericárdicas

Os presentes dados sugerem que os pericários (corpos celulares dos neurónios) foram poupados nas primeiras três horas após a BCCAo, mas, em intervalos de tempo posteriores de três, sete, 14 e 28 dias, exibiram as alterações hipercromáticas e picnóticas que são caraterísticas de insultos induzidos por isquémia, apresentando um padrão grave de danos após sete dias de BCCAo.

O número de animais às três horas e aos três dias é o mesmo e, apesar de não haver uma diferença significativa entre o grupo sham e o grupo BCCAo aos três dias, foram detectados danos pericárdicos neuronais a partir deste momento e não antes.

Foram observadas lesões axonais e de mielina em várias estruturas da substância branca: corpo caloso, cápsulas externa e interna, fimbria e trato ótico. A ausência, às três horas, de lesões histológicas no pericário dos neurónios e a presença de lesões na substância branca, neste momento, permite concluir que a patologia da substância branca precede as lesões da substância cinzenta no modelo BCCAo. A análise dos dados de fluxo sanguíneo na literatura (ver fig.2.1) sugere que o fluxo é reduzido em cerca de 50% nos minutos que se seguem à oclusão. Mesmo que (e isto é discutível) o fluxo fosse medido nos segundos que se seguem ao clampeamento simultâneo de ambas as artérias carótidas comuns, então a redução teórica seria de aproximadamente 70% (ou seja, o "interceto") da análise de regressão. O que pensar destes factos? As diminuições de fluxo são graves e superiores às conseguidas em situações psicológicas como a hiperventilação voluntária para induzir uma hipocapnia arterial grave. No entanto, as diminuições de fluxo da ordem dos -50 a -70% não são suficientemente graves e severas para provocar alterações isquémicas precoces nos neurónios corticais (isto é, lesões pericárdicas) (Kuroiwa et al., 1985; Somjen et al., 1988).

Podem ser aduzidos outros argumentos. Em ratos neonatais, um modelo de hipoxialquémia (ou seja, um insulto isquémico maciço), foi demonstrado que a lesão da substância branca precede a lesão da substância cinzenta uma hora após a hipoxia-isquémia e que a lesão era aparente tanto na substância cinzenta como na branca 24 horas mais tarde (Meng et al., 2005). Curiosamente, Meng e colaboradores avaliaram a histopatologia na substância branca e cinzenta através de dois métodos: o procedimento de coloração H&E e a técnica de coloração TUNEL. Não conseguiram encontrar quaisquer diferenças em termos de resultados positivos entre os dois métodos de coloração utilizados (Meng et al., 2005).

O BCCAo aumenta a ativação da microglia

Estudos anteriores demonstraram que a ativação microglial aumenta de sete a 30 dias após a BCCAo (Wakita et al., 1994) e após três meses de BCCAo; este aumento estava relacionado com a lesão da substância branca (Farkas et al., 2004). No entanto, não existem publicações em que o estado de ativação microglial tenha sido abordado em momentos anteriores e nenhuma comparou a progressão da lesão com o tempo em relação ao padrão de patologia da substância branca e cinzenta. É de notar que a microglia activada foi reforçada (*ou seja,* fenótipo modificado) de três dias a 28 dias após o BCCAo, quando comparada com os shams correspondentes ao tempo. Não foi observada uma alteração na morfologia microglial após três horas de BCCAo em comparação com o grupo sham. Aos sete dias após a BCCAo, todos os animais do grupo BCCAo apresentaram um aumento importante da ativação microglial e também danos acentuados nas matérias branca e cinzenta.

Estes resultados indicam que a presença de danos na substância branca não parece dever-se inicialmente a um aumento da ativação microglial. É certo que os danos na substância branca não são induzidos por um aumento da ativação microglial *per se,* mas os danos na pericária podem dever-se, em parte, a uma ampliação da microglia activada que pode diferenciar-se em células citotóxicas (Banati et al., 1993); esta sequência possível pode então conduzir a danos na pericária. Como foi observado, a patologia da substância branca é mais importante em momentos posteriores, uma sequência que pode ser explicada pela produção de TNF-α tanto pela microglia como pelos neurónios moribundos, o que agrava os danos na substância branca (Banati et al., 1993). A proteína fator de necrose tumoral (TNF-α) está aumentada seis e 24 horas após a isquémia cerebral (Haddad et al., 2006). O dano isquémico no pericárdio dos neurónios e o aumento da ativação microglial, ambos expressando TNF-a, podem exacerbar a patologia da matéria branca e cinzenta (Selmaj et al., 1988; Taupin et al., 1997). Os neurónios e a microglia são as principais fontes de TNF-α, que conduzem à formação de edema e à desmielinização em condições isquémicas (Selmaj et al., 1988; Taupin et al., 1997).

Além disso, foi demonstrado que a metaloproteinase-2 da matriz (MMP-2) desempenha um papel importante na hipoperfusão cerebral crónica (Nakaji et al., 2006) e que, após três dias de hipoperfusão, a expressão de MMP-2 induz a ativação microglial (Ihara et al., 2001; Wakita et al., 1994). A MMP-2 aumenta a permeabilidade da BHE ao romper as junções estreitas (Yang et al., 2007). Foi detectado um aumento do VEGF às 24 horas e aos sete dias de isquémia crónica e a sua expressão está principalmente associada às células endoteliais em ratos Sprague-Dawley (Hai et al., 2003). Tanto a expressão de MMP-2 como a de VEGF conduzem a um aumento da permeabilidade da BHE. No presente estudo, não é improvável que a lesão da substância branca observada três horas após o BCCAo tenha sido secundária a, ou associada a, um aumento da permeabilidade da BHE.

Permeabilidade da BBB ao gadolínio avaliada por RMN

Estudos efectuados em pacientes com doença de Binswanger (caracterizada por lesões cerebrovasculares da substância branca (Caplan, 1995)) e em pacientes com hiperintensidades periventriculares mas sem demência, Hanyu e colegas (2002) demonstraram, com a RM, uma diferença significativa no realce do sinal de gadolínio em comparação com pacientes com substância branca normal. Estas observações indicam que as lesões da substância branca parecem estar relacionadas com uma perturbação da BHE. No entanto, é de salientar que este estudo foi realizado em doentes com idades compreendidas entre os 69 e os 83 anos. A rutura da BHE também foi observada no modelo MCAo, por RM, após três horas de reperfusão (Sood et al., 2007).

Estes dados não apoiam a hipótese de que a rutura da BHE é a principal causa da lesão cerebral. Não existem dados publicados baseados na metodologia de RMN que tenham examinado a permeabilidade da BHE em momentos anteriores do modelo BCCAo. Para investigar quais as vias que podem estar implicadas nas lesões da substância branca (aqui observadas após três horas de BCCAo), os estudos de RM devem ser alargados para otimizar a nossa compreensão das relações entre a disfunção da BHE e a hipoperfusão cerebral crónica.

Três horas após a oclusão arterial, foi detectado um aumento do sinal de gadolínio nos grupos de controlo e BCCAo e não houve diferenças entre as quatro regiões selecionadas em cada um dos dois grupos de ratos. Sete dias após o BCCAo, também foi detectado um aumento do sinal de gadolínio em ambos os grupos (sham e BCCAo), mas maior no grupo BCCAo do que no grupo sham.

Além disso, foi detectada uma diferença significativa de realce do sinal de gadolínio entre os dois grupos na cápsula externa e no caudatoputamen (cf. fig. 3.30).

Histopatologia da ativação microglial reforçada na substância branca após BCCAo
Tanto a substância branca como a cinzenta exibiram uma histologia anormal, revelada como significativa em termos de ativação microglial, após sete dias de BCCAo.

Quatro horas após o BCCAo, foram detectados danos axonais e ativação microglial, mas não foram detectados danos no pericário dos neurónios. Sete dias após a BCCAo, foram detectados danos pericárdicos no grupo BCCAo, com danos axonais e ativação microglial. No entanto, apesar do facto de terem sido detectados danos axonais e danos neuronais isquémicos em alguns ratos, não foram observadas diferenças significativas entre o grupo sham e o grupo BCCAo. Estes dados diferem do primeiro estudo, uma vez que não se registaram diferenças significativas entre os grupos sham e BCCAo. Uma possível explicação para esta dicotomia pode ser o número limitado de animais que foram submetidos ao estudo de RMN (*ou seja,* com pouca potência), enquanto no estudo histopatológico foi analisado um número mais importante de ratos.

No estudo histopatológico, foi registada uma lesão da substância branca após quatro horas de BCCAo, na ausência de qualquer lesão aparente da pericária. Estas observações reproduzem amplamente as encontradas na investigação inicial (três horas após a BCCAo), na qual se manifestaram modificações estruturais na substância branca. Os corpos celulares dos neurónios na substância cinzenta eram microscopicamente normais. Deve sublinhar-se que o ponto de tempo neste segundo estudo foi quatro e não três horas após o BCCAo, devido a dificuldades práticas, como se explica a seguir. A ativação microglial foi detectada no estudo de RMN (quatro horas após a BCCAo), o que não aconteceu três horas após a BCCAo no estudo anterior.

Combinando os resultados encontrados com a RM para detetar qualquer modificação na permeabilidade da BHE, é razoável concluir que o BCCAo induz, na fase inicial, lesão da substância branca na ausência de qualquer alteração na permeabilidade da BHE. Para resumir os resultados obtidos até agora: rapidamente após o BCCAo, há uma diminuição aguda do FSC que inicialmente causa lesões detectáveis na substância branca, e isso no contexto de uma permeabilidade normal da BHE.

Sete dias após o BCCAo, os exames de ressonância magnética revelaram um aumento significativo do gadolínio na substância branca e cinzenta, o que se traduz num aumento da permeabilidade da BHE. Esta "permeabilidade" da BHE coincide com o momento em que se verificou um aumento significativo da microglia activada em comparação com o grupo sham, sete dias após o BCCAo. Yenari e colaboradores (2006) demonstraram que a ativação microglial prejudica radicalmente a integridade da BHE num modelo *in vivo* de AVC experimental. Os mecanismos deste efeito deletério foram estabelecidos. A ativação microglial induz a morte de células neuronais através da secreção de óxido nítrico (NO) (Chao et al., 1992). Verificou-se que o próprio NO, que é um agente vasodilatador, induz um aumento da permeabilidade da BHE (Shukla et al., 1996). A hipótese acima descrita é apoiada pelo trabalho de Pantoni e colaboradores (1996), que demonstraram que a substância branca é altamente vulnerável à isquémia focal e que um inchaço letal das células gliais precede em várias horas o aparecimento de neurónios necróticos. Esta lesão da substância branca conduz, com o tempo, a uma ativação da microglia, que poderia ser responsável pela lesão neuronal, paralelamente, pela secreção de NO, a um aumento da permeabilidade da BHE.

Noutro modelo de hipoperfusão cerebral crónica em ratos, a expressão de moléculas de adesão das células endoteliais cerebrovasculares foi induzida (a um e três dias) e levou à infiltração de leucócitos activados no parênquima cerebral, o que poderia potencialmente induzir lesões da substância branca (Huang et al., 2010). No entanto, a infiltração de leucócitos activados não é um evento patológico, mas sim fisiológico, nomeadamente a diapedese. Este aumento da ativação microglial pode levar, com o tempo, a um ataque à integridade da BHE. O artigo de Huang e colaboradores (2010) procura responder à questão: "Será a disfunção endotelial dos pequenos vasos cerebrais responsável pelas lesões da substância branca após hipoperfusão cerebral crónica em ratos?". Estes autores observaram um aumento da expressão das moléculas adherens das células endoteliais. Será isto suficiente para afirmar uma disfunção das células endoteliais, sendo a diapedese um sistema fisiológico de defesa e não tendo sido medida neste estudo a permeabilidade da BHE?

Outros estudos demonstraram um aumento da permeabilidade da BHE após hipoperfusão cerebral crónica em ratos. Ueno e colaboradores (2002) afirmaram que é a hipoperfusão cerebral crónica que induz a permeabilidade da BHE um, três e sete dias após a BCCAo. Observaram que detectaram um "pequeno grau" do produto de reação da peroxidase de rábano utilizando microscopia eletrónica após três horas de BCCAo. Além disso, Sood e colaboradores (2008) detectaram um aumento da permeabilidade da BHE após três dias de BCCAo no rato.

O estudo de RM in vivo que implementámos para detetar a permeabilidade da BHE parece ser uma ferramenta interessante para uma maior exploração da integridade da BHE.

Em conclusão, este é o primeiro estudo no modelo de BCCAo a avaliar a integridade da BHE num momento anterior utilizando a RM. Além disso, é o primeiro estudo no modelo de rato de BCCAo permanente que mostrou um aumento do realce do sinal de gadolínio no caudatoputamen e na cápsula externa. Os resultados sugerem que a BCCAo permanente não induz, por si só, um aumento da permeabilidade da BHE, mas a presença de danos e de microglia activada pode desempenhar um papel na modulação das propriedades da BHE.

Que vias podem conduzir a patologias da substância branca e cinzenta relacionadas com a permeabilidade da BHE?

O último estudo teve como objetivo investigar a forma como a hipoperfusão cerebral pode afetar os níveis e a expressão de proteínas envolvidas nas vias apoptóticas e não apoptóticas, para compreender quais as vias que podem conduzir a lesões da substância branca e cinzenta.

Via não apoptótica após três horas ou sete dias depois da BCCAo

A análise por Western blot das estruturas cerebrais do hemicérebro não revelou alterações nos níveis de HIF-1α, caspase-3, VEGF, MMP-2 em comparação com o grupo sham. Por outro lado, a análise por RT-PCR do córtex, do corpo caloso e do caudatoputamen do outro hemicérebro indicou uma expressão significativa do mRNA do VEGF nos animais hipoperfundidos nessas três regiões em comparação com o grupo sham, sete dias após o

BCCAo. No entanto, não houve diferença no mRNA da caspase-3 e no mRNA do HIF-1α após sete dias de BCCAo em comparação com o sham. Num modelo diferente de hipoperfusão cerebral crónica, através da formação de uma fístula entre a veia jugular externa direita e a artéria carótida comum ipsilateral, seguida de ligadura da veia esquerda do seio transverso e das artérias carótidas comuns bilaterais, Hai e colaboradores (2003) demonstraram um pico de expressão do mRNA do VEGF aos sete dias, o que é consistente com os nossos resultados, e também com o achado de Pichiule e colaboradores (1999) no modelo de isquémia global transitória induzida por paragem cardíaca e reanimação. Em contraste com o presente estudo, Tomimoto e colaboradores (2003), usando o mesmo modelo de BCCAo que nós usamos, detectaram que o mRNA da caspase-3 estava aumentado em comparação com o sham um, três, sete e 30 dias após BCCAo. Temos de sublinhar que, na experiência de Tomimoto, apenas foram utilizados três ratos para comparar o ARNm da caspase-3 entre os animais com BCCAo e os animais sem controlo. Já salientei que este modelo de hipoperfusão cerebral crónica é variável entre animais do mesmo grupo. Para reduzir esta variabilidade, é importante aumentar o número de animais a utilizar, para não encontrar um resultado que descreva as caraterísticas de um animal e não de todo o grupo. No nosso estudo, utilizámos oito animais para o procedimento de BCCAo em comparação com oito no sham, o que pode explicar o facto de não termos encontrado uma diferença significativa entre o grupo de controlo e o grupo de BCCAo no mRNA da caspase-3.

No estudo de Ihara e colaboradores (2001), o ARNm da MMP-2 não parece ter sido alterado após sete dias após a BCCAo, o que também apoia a nossa conclusão. Em contraste, num modelo grave de isquémia cerebral focal, o modelo MCAo, Heo e colaboradores (1999) verificaram que a MMP-2 foi significativamente regulada em alta após uma hora depois da MCAo. Isto pode ser explicado pelo facto de a diminuição do fornecimento de sangue cerebral ser considerável, prejudicando o fornecimento de todos os constituintes do sangue, como a glicose e o O_2 , estabelecendo assim um ambiente hipóxico e activando o HIF 1-α, que promove a expressão de MMP-2.

Ao examinar os resultados do último estudo, há um ponto interessante que deve ser destacado.

A via apoptótica não parece ser a causa dos danos na substância branca. De facto, descrevi anteriormente que a lesão ocorre primeiro na substância branca e depois no pericário dos neurónios. Além disso, a ativação da microglia é posterior à lesão do trato da substância branca. Então, os resultados deste estudo indicam que a diminuição do CBF devido ao BCCAo não é suficientemente baixa para superexpressar o HIF-1α. Mas a lesão da substância branca pode ser explicada pelo facto de esta parecer ser altamente sensível a quaisquer perturbações do FSC, ao contrário da substância cinzenta, que parece ser mais resistente a pequenas alterações do fornecimento de sangue (Pantoni et al., 1996).

Krick et al. (2005) demonstraram que a sobreexpressão de HIF-1α resultava num aumento da apoptose, o que deveria ter resultado, no nosso modelo, num aumento significativo de Caspase-3 em comparação com o grupo de controlo (sham). Foi referido que, nas células tumorais do glioma, os níveis de HIF-1a aumentam proporcionalmente ao nível do tumor e contribuem para a proliferação do tumor através da angiogénese (Zagzag et al., 2000). O gene HIF-1a é transcrito no núcleo, depois traduzido no citoplasma e, durante a hipoxia, pode voltar a entrar no núcleo para formar um complexo com o HIF-1β que regula o gene VEGF (Ziello et al., 2007). No entanto, a falta de diferença significativa no nosso último estudo da expressão do ARNm do HIF-1α entre o grupo BCCAo e o grupo sham, aos sete dias após a cirurgia, permanece pouco clara. No entanto, pontos de tempo posteriores neste modelo BCCAo podem exibir uma expressão significativa do mRNA do HIF-1α.

Como podemos compreender que uma regulação positiva de HIF1-α na substância branca cerebral encontrada na leucoaraiose seja atribuída à hipoperfusão da substância branca (Fernando et al., 2006)?

O trabalho efectuado por Fernando e colaboradores em 2006, que demonstrou uma regulação positiva do HIF1-a após hipoperfusão da substância branca, não pode ser comparado com o modelo de hipoperfusão cerebral do rato, sabendo que a sua investigação se baseou numa coorte post-mortem de cérebros humanos envelhecidos. De facto, o modelo de hipoperfusão do rato não é um modelo do rato senescente; em vez disso, o BCCAo imita o estado de hipoperfusão cerebral observado na DVS, mas sem quaisquer comorbilidades. Os doentes com hipoperfusão estão num estado de hipoperfusão mais prolongado do que no modelo do rato. Os dados (Fernando et al., 2006) mostraram que a substância branca cerebral se encontra num ambiente hipóxico com uma expressão persistente de HIF1-α, o que pode explicar as consequências da hipoperfusão crónica e de longa duração em indivíduos idosos. É prematuro afirmar que a causa dos danos na substância branca se deve ao HIF 1-α, uma vez que nenhum estudo sobre o modelo de rato hipoperfundido demonstrou uma regulação positiva deste fator dependente do tempo. Como hipótese, a regulação positiva do HIF-1α observada no cérebro envelhecido hipoperfundido é a consequência de uma hipoperfusão cerebral crónica, que conduz a um estado de hipoxia mais grave.

Expressão do ARNm do VEGF aos sete dias após o BCCAo

Um novo achado do presente estudo é que o mRNA do VEGF foi significativamente aumentado em comparação com o grupo sham após sete dias de BCCAo. Esse resultado não foi relatado anteriormente em modelos comparáveis. Esta expressão significativa do ARNm do VEGF aos sete dias após o BCCAo pode ser um dos factores que conduzem a um aumento da permeabilidade da BHE, tal como constatado pela RM. Trabalhos anteriores demonstraram que o VEGF modifica negativamente a permeabilidade da BHE num modelo de isquémia cerebral focal (Valable et al., 2005). Em muitas situações neuropatológicas, a instabilidade das interações endotélio-gliais induz os capilares a libertarem o VEGF, o que aumentará a permeabilidade da BHE (Abbott et al., 2006). No nosso resultado de western blot para o VEGF, não foram detectadas diferenças entre o grupo BCCAo e o grupo sham. O western blot representa o nível de proteínas presentes no tecido, enquanto o RT-PCR fornece informações sobre a expressão de proteínas no tecido. Estes elementos explicariam que, em momentos posteriores, se verificasse uma diferença mais clara entre o grupo BCCAo e o grupo sham no que respeita ao nível de proteína VEGF, tal como avaliado pela metodologia western blot.

Os resultados detalhados neste livro, apoiados pelas publicações científicas neste domínio, levam-nos a afirmar que a hipoperfusão cerebral crónica é um risco importante para a lesão da substância branca e cinzenta cerebral. Para determinar melhor os mecanismos da patologia da substância branca e cinzenta com o tempo neste modelo de SVD, é necessário alargar os estudos no modelo BCCAo. A Figura 4.1 propõe uma hipótese de trabalho para o desenvolvimento da hipoperfusão cerebral que conduz à lesão da substância branca, um paradigma que poderá servir de base a futuros projectos de investigação:

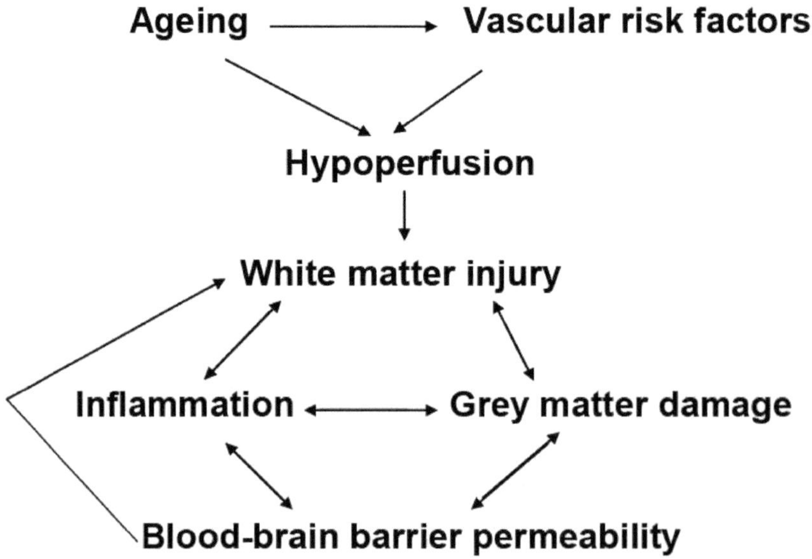

Fig.4.1: Proposta de trajetória para o desenvolvimento de patologia da substância branca. O envelhecimento associado a factores de risco vascular são as principais causas do

desenvolvimento de lesões da substância branca. A permeabilidade da BHE pode ocorrer numa fase posterior, o que agravaria ainda mais a lesão da substância branca.

4.1 Críticas e limites dos estudos

Falta de informação sobre as proteínas relacionadas com a BHE

Uma das principais hipóteses deste trabalho era compreender se um aumento da permeabilidade da BHE era a possível causa da lesão da substância branca após o BCCAo. No entanto, não nos foi possível determinar o nível de proteínas da BHE, tais como as junções apertadas e as junções aderentes. Para complementar o estudo de RMN, teria sido interessante medir os níveis de proteínas da junção estreita (entre células cerebrais endoteliais) em função do tempo no nosso modelo de BCCAo.

Sem medição do FSC

Ocorreram diferenças patológicas importantes entre os animais do mesmo grupo. Teria sido interessante medir o CBF antes e depois da cirurgia, embora o método ideal para medir o CBF não seja claro. Dada a dispersão das lesões no espaço e no tempo neuroanatómicos, a solução seria adotar imagens multimodais e tridimensionais para comparar a RM e a micro-PET de última geração. As anomalias detectadas precocemente após o BCCAo poderiam ser seguidas para melhor compreender a evolução das lesões da substância branca. Como já foi referido, existe uma literatura abundante sobre o FSC após BCCAo em ratos (ver fig.2.1). Assim, as medições globais do FSC são de pouco interesse, uma vez que variam entre -50% (três dias) e -25% (28 dias).

Limites do estudo de RMN

Devido a dificuldades práticas, as aquisições de RM utilizadas neste estudo foram limitadas e não conseguiram detetar quaisquer alterações da substância branca, devido ao pequeno número de animais utilizados e à resolução óptima. A dispersão das lesões já foi sublinhada com as diferenças entre os animais e o grupo. Para diminuir a variabilidade entre animais dentro de um grupo, é necessário aumentar o número de animais. Davies et al. (2005) observaram que a taxa de MTR diminui significativamente na substância cinzenta em comparação com a substância branca, o que corresponde aos resultados encontrados nesta tese. No entanto, não foram evidenciadas diferenças significativas na MTR entre o grupo BCCAo e o grupo sham. Em retrospetiva, é lamentável que não tenhamos incluído um controlo positivo para garantir a certeza da identificação de lesões da substância branca no rato.

Holland e colaboradores (2010) mostraram que, com a RM, eram detectáveis pequenas alterações da fisiologia da substância branca em ratos hipoperfundidos. Os efeitos foram importantes (Holland et al., 2010). A ressonância magnética de tensor de difusão (DT-MRI) tem sido utilizada para identificar alterações microestruturais em cérebros envelhecidos, em comparação com cérebros jovens (Pfefferbaum et al., 2000). De facto, a anisotropia fraccionada (FA), um paradigma de RMN que indica a fração da magnitude do tensor de difusão que pode ser atribuída à água anisotrópica em cada voxel, demonstrou estar diminuída mesmo na ausência de quaisquer alterações estruturais na substância branca (Harsan et al., 2008). A combinação de MTR e FA num grande grupo de animais no nosso estudo teria sido indicada para a deteção de alterações da substância branca. Tal não foi possível no nosso estudo. A aquisição da RMD dura duas horas e a aquisição T1 para verificar a permeabilidade da BHE ao gadolínio dura uma hora. O rato é frágil após três horas de anestesia de manutenção. Esta combinação de factores explica por que razão o número e a natureza das sequências de RM não foram os ideais.

Patologia precoce, dificuldades práticas

A aquisição T1 teve a duração de uma hora, os animais do "grupo três horas" foram perfundidos para que a patologia fosse analisada 4 horas após o BCCAo em vez de 3 horas após o BCCAo. A aquisição T1 foi efectuada às três horas após o BCCAo. Estes obstáculos técnicos explicam as dificuldades práticas em combinar as duas técnicas (RM+histologia) nos momentos mais precoces.

O facto de não terem sido observadas diferenças significativas na imunomarcação da APP quatro horas após o BCCAo, em comparação com o grupo sham, não contradiz os resultados das experiências iniciais. Uma diferença significativa foi detectada entre o grupo BCCAo e o grupo sham de três horas a 28 dias. Deve ser ressaltado o fato de que o número de animais no primeiro estudo foi maior do que no segundo.

O modelo do rato BCCAo não é reprodutível e parece mudar com o tempo e outros factores. Esta variabilidade torna difícil a reprodutibilidade e as análises estatísticas, mas representa, no entanto, a realidade da situação no homem. Os doentes com doenças dos pequenos vasos não apresentam nem os mesmos danos estruturais nem o mesmo padrão de lesões cerebrais, presumivelmente devido ao facto de a cerebrovasculatura diferir de indivíduo para indivíduo e em função da idade.

4.2 Estudos futuros

Os achados aqui descritos poderão ser ampliados com a investigação futura dos mecanismos envolvidos nas alterações patológicas detalhadas neste trabalho. A Figura 4.2 demonstra a intimidade entre a microglia activada e as células endoteliais após BCCAo. As modificações fenotípicas, a expressão genética e a produção de antigénios/anticorpos são áreas em que se justificaria um esforço de investigação para compreender as interações gliais/endoteliais.

Os estudos de microscopia eletrónica revelaram que, durante a encefalomielite autoimune experimental, os leucócitos atravessam os microvasos cerebrais por um processo transendotelial, sem "abrir" as junções estanques endoteliais (Wolburg et al., 2005). A microscopia de dois fotões in vivo (Okada, 2010) no modelo BCCAo poderia ser aplicada às observações dos efeitos da hipoperfusão cerebral crónica sobre a migração leucocitária através dos microvasos cerebrais: especificamente, para conhecer a progressão temporal do processo migratório, quer este processo ocorra através das junções estanques ou das próprias células endoteliais.

Tal como referido anteriormente, a identificação do nível e da expressão de proteínas nas junções estreitas e aderentes, em momentos anteriores e posteriores, permitiria uma melhor compreensão da integridade da BHE, um componente-chave nas doenças cerebrovasculares.

A ativação dos receptores NMDA em modelos de isquémia cerebral conduz a um estado de tolerância isquémica, conferindo assim neuroprotecção (Saleh et al., 2009). Coloca-se a questão de saber se os mecanismos glutaminérgicos pré-condicionam os vasos de troca do cérebro, uma questão que pressupõe uma permeabilidade variável da BHE em função da natureza e da duração do insulto. Estas pistas exigiriam investigações in vivo que pudessem comparar e contrastar a permeabilidade na substância branca e na substância cinzenta. Mais uma vez, e como já foi referido, as ferramentas mais poderosas disponíveis (RM de alto campo combinada com micro-PET) para estudos in vivo são claramente excelentes para esclarecer a evolução temporal da patologia induzida pelo BCCAo.

A artéria oftálmica e, por conseguinte, o seu ramo principal, a artéria central da retina, é o primeiro e principal ramo intracraniano da artéria carótida interna. Por conseguinte, a oclusão bilateral da artéria carótida comum tem sido estudada há muito tempo como modelo de isquémia da retina (Karpiak et al., 1989; Bacigaluppi et al., 2010 - primeira parte; Bacigaluppi et al., 2010 - segunda parte). O BCCAo induz uma diminuição moderada do fluxo sanguíneo ocular que provoca, em sequência: a morte das células ganglionares da retina (~ 1 semana); dos neurónios da camada nuclear interna (~ 2 meses); e, finalmente, dos fotorreceptores (~ 4 meses) (Yamamoto et al., 2006). A morte precoce de células não-neuronais e a perda posterior de neurónios da retina recapitulam algumas das observações da presente tese.

Em retrospetiva, poderia ser de considerável interesse científico comparar e contrastar a evolução dos tecidos da retina e do cérebro após o BCCAo no mesmo rato Wistar. O mesmo painel de anticorpos seria utilizado para caraterizar as várias alterações reactivas e degenerativas nestes dois órgãos embriologicamente semelhantes. Uma comparação direta das patologias retinianas e cerebrais provocadas pelo BCCAo poderia muito bem ser objeto de futuros projectos de investigação. Um interesse adicional seria o facto de, tal como acontece com a barreira hemato-encefálica, existir uma barreira hemato-retiniana, mas esta última pode ser contornada pela administração intraocular de agentes farmacológicos, anticorpos ou outros compostos limitadores da barreira.

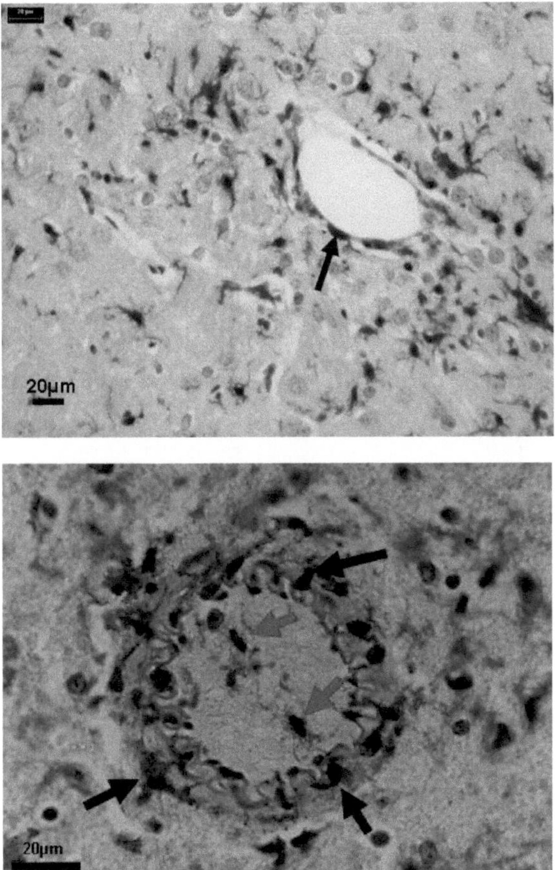

Fig.4.2: Imunomarcação de Iba-1 corada com hematoxilina para indicar microglia activada (a castanho) no caudatoputamen de um cérebro de rato após 14 dias de BCCAo (A) e sete dias após BCCAo (B). As setas pretas mostram a microglia perivascular

activada, enquanto as setas vermelhas mostram as células activadas no lúmen (B). Em B, a microglia activada parece ser indissociável das células endoteliais, o que pode indicar a migração de macrófagos através da BHE.

4.3 Conclusão

Os resultados deste trabalho - quando considerados no contexto de outros estudos na literatura - demonstram que a hipoperfusão cerebral crónica inicia, mesmo em momentos precoces após a diminuição aguda do fluxo sanguíneo cerebral, uma patologia específica da substância branca que é, no entanto, variável no tempo e no espaço *(ou seja,* localização neuroanatómica). Estas caraterísticas fazem lembrar a "doença dos pequenos vasos" - uma das caraterísticas das doenças cerebrovasculares e neurodegenerativas (*por exemplo,* a demência).

Se aceitarmos o postulado de que, perante uma perfusão ligeira mas de longa duração, a patologia da substância branca é o precursor mais precoce da perda neuronal mais tarde generalizada e irreversível, abre-se a possibilidade de futuras abordagens preventivas e terapêuticas. Neste momento, essas abordagens (modulação da funcionalidade das células endoteliais cerebrais, redes de células estaminais em trajectos críticos da substância branca) permanecem hipotéticas e conjecturais.

Referências

Aaslid R, Lindegaard KF, Sorteberg W, Nornes H. (1989) Cerebral autoregulation dynamics in humans. *Acidente vascular cerebral* 20:45-52

Abbott NJ, Patabendige AAK, Dolman DEM, Yusof SR, Begley DJ. (2010) Structure and function of the blood-brain barrier. *Neurobiol Dis* 37:13-25

Abbott NJ, Ronnback L, Hansson E. (2006) Astrocyte-endothelial interactions at the blood-brain barrier. *Nat Rev Neurosci* 7:41-53

Aboul-Enein F, Rauschka H, Kornek B, Stadelmann C, Stefferl A, Brück W, Lucchinetti C, Schmidbauer M, Jellinger K, Lassmann H. (2003) A perda preferencial da glicoproteína associada à mielina reflecte lesões da substância branca semelhantes à hipóxia em acidentes vasculares cerebrais e doenças cerebrais inflamatórias. *JNeuropatholExp Neurol* 62:25-33

Adams RA, Bauer J, Flick MJ, Sikorski SL, Nuriel T, Lassmann H, Degen JL, Akassoglou K. (2007) O péptido y377-395 derivado da fibrina inibe a ativação da microglia e suprime a paralisia recorrente na doença autoimune do sistema nervoso central. *J Exp Med* 204:571-582

Akiguchi I, Tomimoto H, Suenaga T, Wakita H, Budka H. (1997) Disfunção da barreira hemato-encefálica na doença de Binswanger; um estudo imunohistoquímico. *Ata Neuropathol* 95:78-84

Allen NJ, Barres BA. (2009) Glia - mais do que apenas cola para o cérebro. *Natureza* 457:675-677

Alpers BJ, Berry RG, RM P. (1959) Anatomical studies of the circle of Willis in normal brain (Estudos anatómicos do círculo de Willis no cérebro normal). *Arch NeurolPsychiatr* 81:409-418

Araujo DM, Cotman CW. (1992) ß-Amyloid stimulates glial cells in vitro to produce growth factors that accumulate in senile plaques in Alzheimer's disease. *Brain Res* 569:141-145

Armiger LC, Wheeler EE, Geraghty DE, Herdson PB. (1977) An experimental evaluation of staining techniques for the detection of early ischaemic injury to the myocardium. *Patologia* 9:161-171

Astrup J, Siesjö BK, Symon L. (1981) Thresholds in cerebral ischemia - the ischemic penumbra. *Acidente vascular cerebral* 12:723-725

Bacigaluppi M, Comi G, Hermann D. (2010) Modelos animais de AVC isquémico. Parte Um: modelação de factores de risco. *Open Neurol J* 4:26-33

Bacigaluppi M, Comi G, Hermann D. (2010) Modelos animais de AVC isquémico. Segunda parte: modelação da isquemia cerebral. *Open Neurol J* 4:34-38

Balin BJ, Broadwell RD, Salcman M. (1987) Tubular profiles do not form transendothelial channels through the blood-brain barrier. *J Neurocytol* 16:721-735

Ballabh P, Braun A, Nedergaard M. (2004) The blood-brain barrier: an overview: Estrutura, regulação e implicações clínicas. *Neurobiol Dis* 16:1-13

Baltan S, Besancon EF, Mbow B, Ye Z, Hamner MA, Ransom BR (2008) White Matter Vulnerability to Ischemic Injury Increases with Age Because of Enhanced Excitotoxicity. *JNeurosci* 28:1479-1489

Banati RB, Gehrmann J, Schubert P, Kreutzberg GW. (1993) Cytotoxicity of microglia.

Glia 7:111-118

Baron JC, Bousser MG, Rey A, Guillard A, Comar D, Castaigne P. (1981) Reversão da "síndrome de miséria-perfusão" focal por bypass arterial extra-intracraniano na isquemia cerebral hemodinâmica. Um estudo de caso com tomografia por emissão de positrões 15O. *AVC* 12:454-459

Bartzokis G, Cummings JL, Sultzer D, Henderson VW, Nuechterlein KH, Mintz J. (2003) White Matter Structural Integrity in Healthy Aging Adults and Patients With Alzheimer Disease: A Magnetic Resonance Imaging Study. *Arch Neurol* 60:393-398

Batchelor PE, Liberatore GT, Wong JYF, Porritt MJ, Frerichs F, Donnan GA, Howells DW. (1999) Activated Macrophages and Microglia Induce Dopaminergic Sprouting in the Injured Striatum and Express Brain-Derived Neurotrophic Fator and Glial Cell Line-Derived Neurotrophic Fator. *J Neurosci* 19:1708-1716

Baumann N, Pham-Dinh D. (2001) Biology of oligodendrocyte and myelin in the mammalian central nervous system (Biologia dos oligodendrócitos e da mielina no sistema nervoso central dos mamíferos). *Physiol Rev* 81:871-927

Begley DJ, Brightman MW. (2003) Structural and functional aspects of the bloodbrain barrier. *Prog Drug Res* 61:39-78

Bell RD, Winkler EA, Sagare AP, Singh I, LaRue B, Deane R, Zlokovic BV. (2010) Os pericitos controlam as principais funções neurovasculares e o fenótipo neuronal no cérebro adulto e durante o envelhecimento cerebral. *Neurónio* 68:409-427

Bennett SA, Tenniswood M, Chen J-H, Davidson CM, Keyes MT, Fortin T, Pappas BA. (1998) Chronic cerebral hypoperfusion elicits neuronal apoptosis and behavioral impairment. *NeuroReport* 9:161-166

Berne RM, Winn HR, R R. (1981) The local regulation of cerebral blood flow. *Prog Cardiovasc Dis* 24:243-260

Bield A, Kraus R. (1898) Über eine bisher unbekannte toxische Wirkung der Gallensauren auf das Zentralnervensystem. *Zhl Inn Med* 19:1185-1200

Brïede J, Duburs G. (2007) Protective effect of cerebrocrast on rat brain ischaemia induced by occlusion of both common carotid arteries. *Cell Biochem Func* 25:203210

Brooks TA, Hawkins BT, Huber JD, Egleton RD, Davis TP. (2005) A dor inflamatória crónica leva a um aumento da permeabilidade da barreira hemato-encefálica e a alterações das proteínas da junção estreita. *Am J Physiol* 289:H738-H743

Brun A, Englund E. (1986) A white matter disorder in dementia of the Alzheimer type: a pathoanatomical study. *Ann Neurol* 19:253-262

Brundin P. (2002) GDNF treatment in Parkinson's disease: time for controlled clinical trials? *Cérebro* 125:2149-2151

Buée LUC, Hof PR, Delacourte A. (1997) Brain microvascular changes in Alzheimer's disease and other dementia. *Ann NY Acad Sci* 826:7-24

Burns EM, Dobben GD, Kruckeberg TW, Gaetano PK. (1981) Blood-brain barrier: morphology, physiology, and effects of contrast media. *Adv Neurol* 30:159-165

Busch H-J, Buschmann IR, Mies G, Bode C, Hossmann K-A. (2003) Arteriogénese no cérebro de ratos com hipoperfusão. *JCBFM* 23:621-628

Bushong EA, Martone ME, Jones YZ, Ellisman MH. (2002) Os astrócitos protoplasmáticos no estrato radiatum CA1 ocupam domínios anatómicos separados. *J Neurosci* 22:183192

Buss A, Schwab ME. (2003) Perda sequencial de proteínas da mielina durante a degeneração Walleriana na medula espinal do rato. *Glia* 42:424-432

Butovsky O, Talpalar AE, Ben-Yaakov K, Schwartz M. (2005) A ativação da microglia por ß-amiloide agregado ou lipopolissacárido prejudica a expressão do MHC-II e torna-a citotóxica, enquanto o fFN-y e a IL-4 a tornam protetora. *Mol Cell Neurosci* 29:381-393

Caplan LR. (1995) A doença de Binswanger - revisitada. *Neurologia* 45:626-633

Cardoso FL, Brites D, Brito MA. (2010) Olhando para a barreira hemato-encefálica: Anatomia molecular e possíveis abordagens de investigação. *Brain Res Rev* 64:328363

Carlson SL, Parrish ME, Springer JE, Doty K, Dossett L. (1998) Acute inflammatory response in spinal cord following impact injury. *Exp Neurol* 151:77-88

Carmeliet P, Dor Y, Herbert JM, Fukumura D, Brusselmans K, Dewerchin M, Neeman M, Bono F, Abramovitch R, Maxwell P, Koch CJ, Ratcliffe P, Moons L, Jain RK, Collen D, Keshert E. (1998) Role of HIF-1a in hypoxia-mediated apoptosis, cell proliferation and tumor angiogenesis. *Natureza* 394:485-490

Carvey PM, Hendey B, Monahan AJ. (2009) The blood-brain barrier in neurodegenerative disease: a rhetorical perspective. *J Neurochem* 111:291-314

Chao CC, Hu S, Molitor TW, Shaskan EG, Peterson PK. (1992) Activated microglia mediate neuronal cell injury via a nitric oxide mechanism. *J Immunol* 149:2736-2741

Cho K-O, La HO, Cho Y-J, Sung K-W, Kim SY. (2006) A minociclina atenua os danos na substância branca num modelo de hipoperfusão cerebral crónica em ratos. *J Neurosci Res* 83:285-291

Choi JY, Morris JC, Hsu CY. (1998) Aging and cerebrovascular disease. *Neurol Clin* 16:687-711

Choy M, Ganesan V, Thomas DL, Thornton JS, Proctor E, King MD, van der Weerd L, Gadian DG, Lythgoe MF. (2006) The chronic vascular and haemodynamic response after permanent bilateral common carotid oclusion in newborn and adult rats. *JCBFM* 26:1066-1075

Coull JAM, Beggs S, Boudreau D, Boivin D, Tsuda M, Inoue K, Gravel C, Salter MW, De Koninck Y. (2005) BDNF from microglia causes the shift in neuronal anion gradient underlying neuropathic pain. *Natureza* 438:1017-1021

Coyne CB, Gambling TM, Boucher RC, Carson JL, Johnson LG. (2003) Role of claudin interactions in airway tight junctional permeability. *Am J Physiol* 285:L1166- L1178

Cserr HF, Bundgaard M. (1984) Blood-brain interfaces in vertebrates: a comparative approach. *Am J Physiol* 246:R277-R288

Davalos D, Grutzendler J, Yang G, Kim JV, Zuo Y, Jung S, Littman DR, Dustin ML, Gan W-B. (2005) O ATP medeia a resposta rápida da microglia à lesão cerebral local in vivo. *Nat Neurosci* 8:752-758

Davidson CM, Pappas BA, Stevens WD, Fortin T, Bennett SAL. (2000) Chronic cerebral hypoperfusion: loss of pupillary reflex, visual impairment and retinal neurodegeneration. *Brain Res* 859:96-103

Davies G, Altmann D, Hadjiprocopis A, Rashid W, Chard D, Griffin C, Tofts P, Barker G, Kapoor R, Thompson A, Miller D. (2005) Increasing normal-appearing grey and white matter magnetisation transfer ratio annormality in early relapsingremitting multiple sclerosis. *J Neurol* 252:1037-1044

De Jong GI, Farkas E, Stienstra CM, Plass JRM, Keijser JN, de la Torre JC, Luiten PGM. (1999) A hipoperfusão cerebral produz danos capilares na área CA1 do hipocampo que se correlacionam com a deficiência da memória espacial. *Neurociência* 91:203-210

De Keyser J, Steen C, Mostert JP, Koch MW. (2008) Hipoperfusão da substância branca cerebral na esclerose múltipla: possíveis mecanismos e significado fisiopatológico. *JCBFM* 28:1645-1651

de la Monte SM. (1989) Quantificação da atrofia cerebral na doença de Alzheimer pré-clínica e em fase terminal. *Ann Neurol* 25:450-459

de La Torre JC. (2000) Impaired cerebromicrovascular perfusion: summary of evidence in support of its causality in Alzheimer's disease. *A nn NY Acad Sci* 924:136-152

de la Torre JC. (2010) The vascular hypothesis of Alzheimer's disease: bench to bedside and beyond. *Neurodegener Dis* 7:116-121

de la Torre JC. (2010) A deteção e o controlo dos factores de risco vascular podem prevenir a doença de Alzheimer. *Ageing Res Rev* 9:218-225

de la Torre JC, Cada A, Nelson N, Davis G, Sutherland RJ, Gonzalez-Lima F. (1997) Reduced cytochrome oxidase and memory dysfunction after chronic brain ischemia in aged rats. *Neurosci Lett* 223:165-168

de la Torre JC, Fortin T. (1994) A chronic physiological rat model of dementia. *Behav Brain Res* 63:35-40

de Wilde MC, Farkas E, Gerrits M, Kiliaan AJ, Luiten PGM. (2002) The effect of n- 3 polyunsaturated fatty acid-rich diets on cognitive and cerebrovascular parameters in chronic cerebral hypoperfusion. *Brain Res* 947:166-173

Del Maschio A, De Luigi A, Martin-Padura I, Brockhaus M, Bartfai T, Fruscella P, Adorini L, Martino G, Furlan R, De Simoni MG, Dejana E. (1999) Leukocyte recruitment in the cerebrospinal fluid of mice with experimental meningitis is inhibited by an antibody to junctional adhesion molecule (JAM). *J Exp Med* 190:1351-1356

Deli MA. (2009) Potencial utilização de moduladores de junções apertadas para abrir reversivelmente barreiras membranosas e melhorar a administração de medicamentos. *BBA* 1788:892-910

Dietrich WD, Busto R, Yoshida S, Ginsberg MD. (1987) Histopathological and hemodynamic consequences of complete versus incomplete ischemia in the rat. *JCBFM* 7:300-308

Grupo de Estudo do Infarto Agudo com Edaravone. (2003) Effect of a novel free radical scavenger, edaravone (MCI-186), on acute brain infarction. *Cerebrovasc Dis* 15:222229

Ehrlich P. (1885) Das Sauerstoff-Bedürfniss des organismus: eine farbenanalytische Studie. *Hirschwald, Berlim.*

El Khoury J, Hickman SE, Thomas CA, Loike JD, Silverstein SC. (1998) Microglia, scavenger receptors, and the pathogenesis of alzheimer's disease. *Neurobiol Aging* 19:S81-S84

El Khoury J, Toft M, Hickman SE, Means TK, Terada K, Geula C, Luster AD. (2007) A deficiência de Ccr2 prejudica a acumulação microglial e acelera a progressão da doença do tipo Alzheimer. *Nat Med* 13:432-438

Elkabes S, DiCicco-Bloom EM, Black IB. (1996) Brain microglia/macrophages expressam neurotrofinas que regulam seletivamente a proliferação e a função microglial. *J Neurosci* 16:2508-2521

Falcao ALE, Reutens DC, Markus R, Koga M, Read SJ, Tochon-Danguy H, Sachinidis J, Howells DW, Donnan GA. (2004) The resistance to ischemia of white and gray matter after stroke. *Ann Neurol* 56:695-701

Farkas E, Annahazi A, Institoris A, Mihály A, Luiten PGM, Bari F. (2005) Diazóxido e dimetilsulfóxido aliviam a lesão da substância branca induzida pela hipoperfusão cerebral experimental no cérebro do rato. *Neurosci Lett* 373:195-199

Farkas E, Donka G, de Vos RA, Mihaly A, Bari F, Luiten PG. (2004) A hipoperfusão cerebral experimental induz lesão da substância branca e ativação microglial no cérebro do rato. *Ata Neuropathol* 108:57-64

Farkas E, Institoris A, Domoki F, Mihály A, Luiten PGM, Bari F. (2004) Diazoxide and dimethyl sulphoxide prevent cerebral hypoperfusion-related learning dysfunction and brain damage after carotid artery occlusion. *Brain Res* 1008:252-260

Farkas E, Luiten PGM. (2001) Cerebral microvascular pathology in aging and Alzheimer's disease. *Progresso em Neurobiologia* 64:575-611

Farkas E, Luiten PGM, Bari F. (2007) Oclusão permanente e bilateral da artéria carótida comum no rato: Um modelo para doenças neurodegenerativas crónicas relacionadas com a hipoperfusão cerebral. *Brain Res Rev* 54:162-180

Farrall AJ, Wardlaw JM. (2009) Blood-brain barrier: Ageing and microvascular disease - systematic review and meta-analysis (Envelhecimento e doença microvascular - revisão sistemática e meta-análise). *Neurobiol Aging* 30:337-352

Fédérici C, Camoin L, Créminon C, Chaverot N, Strosberg AD, Couraud PO. (1995) Cultured astrocytes release a fator that decreases endothelin-1 secretion by brain microvessel endothelial cells. *JNeurochem* 64:1008-1015

Feigin I, Popoff N. (1963) Alterações neuropatológicas tardias no edema cerebral: a relação com o traumatismo, a doença hipertensiva e a encefalopatia de Binswanger. *J Neuropathol Exp Neurol* 22:500-511

Fernando MS, Simpson JE, Matthews F, Brayne C, Lewis CE, Barber R, Kalaria RN, Forster G, Esteves F, Wharton SB, Shaw PJ, O'Brien JT, Ince PG. (2006) White Matter Lesions in an Unselected Cohort of the Elderly (Lesões da substância branca numa coorte não selecionada de idosos). *AVC* 37:1391-1398

Ferrer I, Kaste M, Kalil J. (2008) Vascular diseases. Em Love S, Louis D, Ellison D, (eds.). *Greenfield's Neuropthology. Greenfield's Neuropthology. Londres: Arnold:* 121-220

Fisher C. (1972) Aneurismas miliares cerebrais na hipertensão. *Am J Pathol* 66:313330

Frade JMa, Barde Y-A. (1998) O fator de crescimento do nervo derivado da microglia causa a morte celular na retina em desenvolvimento. *Neurónio* 20:35-41

Fujii M, Hara H, Meng W, Vonsattel JP, Huang Z, Moskowitz MA. (1997) Strain- related differences in susceptibility to transient forebrain ischemia in SV-129 and C57Black/6 mice. *Stroke* 28:1805-1811

Gentleman S, Roberts G, Gennarelli T, Maxwell W, Adams J, Kerr S, Graham D. (1995) Axonal injury: a universal consequence of fatal closed head injury? *Ata Neuropathol* 89:537-543

Gentleman SM, Nash MJ, Sweeting CJ, Graham DI, Roberts GW. (1993) [beta]- Amyloid precursor protein ([beta]APP) as a marker for axonal injury after head injury. *Neurosci Lett* 160:139-144

Ginsberg MD, Busto R. (1989) Rodent models of cerebral ischemia. *Stroke* 20:16271642

Gleckman AM, Bell MD, Evans RJ, Smith TW. (1999) Diffuse axonal injury in infants with nonaccidental craniocerebral trauma. *Arch Pathol Lab Med* 123:146-151

Godeau G, Robert AM. (1979) Mechanism of action of collagenase on the bloodbrain barrier permeability. Aumento da atividade pinocitótica das células endoteliais, demonstrado com peroxidase de rábano como marcador. *Cell Biol Int Rep* 3:747-751

Goldmann E. (1909) Die aussere und innere sekretion des gesunden und kranken Organismus im Licht der vitalen Farburg. *Beitr Klin Chir* 64:192-265

Gonzalez-Mariscal L, Tapia R, Chamorro D. (2008) Crosstalk of tight junction components with signaling pathways. *BBA* 1778:729-756

Gordon S. (2003) Alternative activation of macrophages (Ativação alternativa dos macrófagos). *Nat Rev Immunol* 3:23-35

Gordon S, Taylor PR. (2005) Monocyte and macrophage heterogeneity. *Nat Rev Immunol* 5:953-964

Graeber MB, Lopez-Redondo F, Ikoma E, Ishikawa M, Imai Y, Nakajima K, Kreutzberg GW, Kohsaka S. (1998) The microglia/macrophage response in the neonatal rat facial nucleus following axotomy. *Brain Res* 813:241-253

Greijer AE, van der Wall E. (2004) The role of hypoxia inducible fator 1 (HIF-1) in hypoxia induced apoptosis. *J Clin Pathol* 57:1009-1014

Guang H-M, Du G-H. (2006) As protecções da pinocembrina nas mitocôndrias do cérebro contribuem para a melhoria cognitiva em ratos com hipoperfusão cerebral crónica. *Europ J Pharmacol* 542:77-83

Haddad M, Rhinn H, Bloquel C, Coqueran B, Szabo C, Plotkine M, Scherman D, Margaill I. (2006) Anti-inflammatory effects of PJ34, a poly(ADP-ribose) polymerase inhibitor, in transient focal cerebral ischemia in mice. *Brit J Pharmacol* 149:23-30

Hagberg H, Ichord R, Palmer C, Yager JY, Vannucci SJ. (2002) Animal models of developmental brain injury: relevance to human disease. *DevelNeurosci* 24:364-366

Hai J, Li ST, Lin Q, Pan QG, Gao F, Ding MX. (2003) Expressão do fator de crescimento endotelial vascular e angiogénese induzida por hipoperfusão cerebral crónica no cérebro de ratos. *Neurosurgery* 53:963-970; discussão 970-962

Hanyu H, Asano T, Tanaka Y, Iwamoto T, Takasaki M, Abe K. (2002) Aumento da permeabilidade da barreira hemato-encefálica nas lesões da substância branca da doença de Binswanger avaliada por RMN com contraste. *Dement Geriatr Cognit Disord* 14:1-6

Harper AM. (1966) Autoregulation of cerebral blood flow: influence of the arterial blood pressure on the blood flow through the cerebral cortex. *J Neurol Neurosurg Psychiatry* 29:398-403

Harsan L-A, Steibel J, Zaremba A, Agin A, Sapin R, Poulet P, Guignard B, Parizel N, Grucker D, Boehm N, Miller RH, Ghandour MS. (2008) Recuperação da desmielinização crónica através da terapia com hormonas da tiroide: indução da mielinogénese e avaliação por ressonância magnética de tensor de difusão. *J Neurosci* 28:1418914201

Hattori H, Takeda M, Kudo T, Nishimura T, Hashimoto S. (1992) Cumulative white matter changes in the gerbil brain under chronic cerebral hypoperfusion. *Ata Neuropathol* 84:437-442

Hawkins BT, Davis TP. (2005) The blood-brain barrier/neurovascular unit in health and disease. *Pharmacol Rev* 57:173-185

Haydon PG, Carmignoto G. (2006) Astrocyte control of synaptic transmission and neurovascular coupling. *Physiolog Rev* 86:1009-1031

Heese K, Fiebich BL, Bauer J, Otten U. (1997) Nerve growth fator (NGF) expression in rat microglia is induced by adenosine A2a-receptors. *Neurosci Lett* 231:83-86

Heo JH, Lucero J, Abumiya T, Koziol JA, Copeland BR, del Zoppo GJ. (1999) Matrix metalloproteinases increase very early during experimental focal cerebral ischemia. *JCBFM* 19:624-633

Hirase T, Staddon JM, Saitou M, Ando-Akatsuka Y, Itoh M, Furuse M, Fujimoto K, Tsukita S, Rubin LL. (1997) Occludin as a possible determinant of tight junction permeability in endothelial cells. *J Cell Sci* 110 (Pt 14):1603-1613

Holland PR, Bastin ME, Jansen MA, Merrifield GD, Coltman RB, Scott F, Nowers H, Khallout K, Marshall I, Wardlaw JM, Deary IJ, McCulloch J, Horsburgh K. (2010) A ressonância magnética é um marcador sensível de patologia subtil da substância branca em ratos com hipoperfusão. *Neurobiol Aging* 32:2325.e2321-2325.e2326

Hsu SM, Raine L, Fanger H. (1981) Use of avidin-biotin-peroxidase complex (ABC) in immunoperoxidase techniques: a comparison between ABC and unlabeled antibody (PAP) procedures. *JHistochem Cytochem* 29:577-580

Huang Y, Zhang W, Lin L, Feng J, Chen F, Wei W, Zhao X, Guo W, Li J, Yin W, Li L. (2010) Será a disfunção endotelial dos pequenos vasos cerebrais responsável pelas lesões da substância branca após hipoperfusão cerebral crónica em ratos? *J Neurological Sci* 299: 72-80

Iannucci G, Dichgans M, Rovaris M, Bruning R, Gasser T, Giacomotti L, Yousry TA, Filippi M. (2001) Correlações entre os achados clínicos e as imagens de transferência de magnetização de danos nos tecidos em indivíduos com arteriopatia cerebral autossómica dominante com   enfartes subcorticais e

leucoencefalopatia. *AVC* 32:643-648

Ihara M, Tomimoto H, Kinoshita M, Oh J, Noda M, Wakita H, Akiguchi I, Shibasaki H. (2001) A hipoperfusão cerebral crónica induz a expressão de MMP-2 mas não de MMP-9 na microglia e no endotélio vascular da substância branca. *JCBFM* 21:828-834

Ito D, Imai Y, Ohsawa K, Nakajima K, Fukuuchi Y, Kohsaka S. (1998) Microgliaspecific localisation of a novel calcium binding protein, Iba1. *Brain Res* 57:1-9

Janzer RC, Raff MC. (1987) Astrocytes induce blood-brain barrier properties in endothelial cells. *Natureza* 325:253-257

Johnson PW, Abramow-Newerly W, Seilheimer B, Sadoul R, Tropak MB, Arquint M, Dunn RJ, Schachner M, Roder JC. (1989) Recombinant myelin-associated glycoprotein confers neural adhesion and neurite outgrowth function. *Neurónio* 3:377385

Joo F. (1971) Aumento da produção de vesículas revestidas nos capilares cerebrais durante o aumento da permeabilidade da barreira hemato-encefálica. *Br J Exp Pathol* 52:646-649

Kalaria RN (1999) The Blood-brain barrier and cerebrovascular pathology in Alzheimer's disease (A barreira hemato-encefálica e a patologia cerebrovascular na doença de Alzheimer). *Anais da Academia de Ciências de Nova Iorque* 893:113-125

Kang J, Lemaire HG, Unterbeck A, Salbaum JM, Masters CL, Grzeschik KH, Multhaup G, Beyreuther K, Muller-Hill B. (1987) The precursor of Alzheimer's disease amyloid A4 protein resembles a cell-surface recetor. *Natureza* 325:733-736

Karpiak SE, Tagliavia A, Wakade CG. (1989) Animal models for the study of drugs in ischemic stroke. *Annu Rev Pharmacol Toxicol* 29:403-414

Kasparova S, Brezova V, Valko M, Horecky J, Mlynarik V, Liptaj T, Vancova Og, Ulicna Og, Dobrota D. (2005) Estudo do stress oxidativo num modelo de hipoperfusão cerebral crónica em ratos. *Neurochem Int* 46:601-611

Kawai K, Takahashi H, Ikuta F. (1989) Ultracytochemical study of capillary Ca^{2+} - ATPase activity in brain edema. *Ata Neuropathol* 77:449-454

Kiefer R, Gold R, Gehrmann J, Lindholm D, Wekerle H, Kreutzberg GW. (1993) Transforming growth fator beta expression in reactive spinal cord microglia and meningeal inflammatory cells during experimental allergic neuritis. *J Neurosci Res* 36:391-398

Kim J-S, Yun I, Choi YB, Lee K-S, Kim Y-I. (2008) O ramipril protege da lesão da substância branca induzida por radicais livres na hipoperfusão crónica no rato. *J Clin Neurosci* 15:174-178

Kim S-K, Cho K-O, Kim SY. (2009) A plasticidade da artéria comunicante posterior influencia o resultado da lesão da substância branca induzida por hipoperfusão cerebral crónica em ratos. *Neurolog Res* 31:245-250

Kitamura A, Fujita Y, Oishi N, Kalaria RN, Washida K, Maki T, Okamoto Y, Hase Y, Yamada M, Takahashi J, Ito H, Tomimoto H, Fukuyama H, Takahashi R, Ihara M. Selective white matter abnormalities in a novel rat model of vascular dementia. *Neurobiol Aging* 33:1012.e1025-1012.e1035

Kleine TO, Hackler R, Zöfel P. (1993) Age-related alterations of the blood-brain- barrier (bbb) permeability to protein molecules of different size. *Livro de registos para a Gerontologia* 26:256-259

Kobayashi K, Hayashi M, Nakano H, Fukutani Y, Sasaki K, Shimazaki M, Koshino Y. (2002) Apoptose de astrócitos com atividade lisossómica reforçada e de oligodendrócitos em lesões da substância branca na doença de Alzheimer. *Neuropathol Appl Neurobiol* 28:238-251

Koo EH, Sisodia SS, Archer DR, Martin LJ, Weidemann A, Beyreuther K, Fischer P, Masters CL, Price DL. (1990) O precursor da proteína amiloide na doença de Alzheimer sofre um transporte axonal anterógrado rápido. *Proc Natl Acad Sci U S A* 87:1561-1565

Kreutzberg GW. (1996) Microglia: um sensor para eventos patológicos no SNC. *Tendências em Neurociências* 19:312-318

Krick S, Eul BG, Hanze J, Savai R, Grimminger F, Seeger W, Rose F. (2005) Role of hypoxia-inducible fator-1 {alpha} in hypoxia-induced apoptosis of primary alveolar epithelial type II cells. *Am J Respir Cell Mol Biol* 32:395-403

Kudo T, Tada K, Takeda M, Nishimura T. (1990) Learning impairment and microtubule-associated protein 2 decrease in gerbils under chronic cerebral hypoperfusion. *Acidente vascular cerebral* 21:1205-1209

Kuroiwa T, Ting P, Martinez H, Klatzo I. (1985) The biphasic opening of the bloodbrain barrier to proteins following temporary middle cerebral artery oclusion. *Ata Neuropathologica* 68:122-129

Lalancette-Hébert M, Gowing G, Simard A, Weng YC, Kriz J. (2007) Selective ablation of proliferating microglial cells exacerbates ischemic injury in the brain. *J Neurosci* 27:2596-2605

Lammie G. (2000) Pathology of small vessel stroke. *Boletim Médico Britânico* 56:296306

Lee C, Landreth G. (2010) The role of microglia in amyloid clearance from the AD brain. *J Neural Transm* 117:949-960

Lee JH, Park SY, Shin YW, Hong KW, Kim CD, Sung S-M, Kim KY, Lee WS. (2006) Neuroprotecção por cilostazol, um inibidor da fosfodiesterase tipo 3, contra alterações apoptóticas da substância branca no rato após hipoperfusão cerebral crónica. *Brain Res* 1082:182-191

Lehrmann E, Kiefer R, Christensen T, Toyka KV, Zimmer J, Diemer NH, Hartung H-P, Finsen B. (1998) Microglia and macrophages are major sources of locally produced transforming growth fator-ßl after transient middle cerebral artery oclusion in rats. *Glia* 24:437-448

Levy BI. (2001) Alterações arteriais com o envelhecimento: degeneração ou adaptação? *Diálogos em Medicina Cardiovascular* 6:104 - 111

Lewandowsky M. (1900) Zur lehre der zerebrospinalflussigkeit. *Ztschr F Klin Méd* 40:480-484

Liu H-x, Zhang J-j, Zheng P, Zhang Y. (2005) A expressão alterada de MAP-2, GAP-43 e sinaptofisina no hipocampo de ratos com hipoperfusão cerebral crónica está correlacionada com o défice cognitivo. *Mol Brain Res* 139:169-177

Liu J, Jin D-Z, Xiao L, Zhu X-Z. (2006) A paeoniflorina atenua a disfunção de aprendizagem e os danos cerebrais induzidos pela hipoperfusão cerebral crónica em ratos. *Brain Res* 1089:162-170

Longa EZ, Weinstein PR, Carlson S, Cummins R. (1989) Oclusão reversível da artéria cerebral média sem craniectomia em ratos. *Acidente vascular cerebral* 20:84-91

Luo X-G, Chen S-D. (2012) A alteração do fenótipo da microglia, da homeostase à doença. *Neurodegeneração Translacional* 1:9

Macrae IM. Preclinical stroke research - advantages and disadvantages of the most common rodent models of focal ischaemia (Investigação pré-clínica do AVC - vantagens e desvantagens dos modelos roedores mais comuns de isquémia focal). *Brit J Pharmacol* 164:1062-1078

Mallat M, Houlgatte R, Brachet P, Prochiantz A. (1989) Lipopolysaccharide- stimulated rat brain macrophages release NGF in vitro. *Dev Biol* 133:309-311

Marstrand JR, Garde E, Rostrup E, Ring P, Rosenbaum S, Mortensen EL, Larsson HBW. (2002) A perfusão cerebral e a reatividade cerebrovascular estão reduzidas nas hiperintensidades da substância branca. *AVC* 33:972-976

Maxwell WL, Irvine A, Adams JH, Graham DI, Gennarelli TA. (1988) Response of cerebral microvasculature to brain injury (Resposta da microvasculatura cerebral à lesão cerebral). *J Pathol* 155:327-335

McKenzie KJ, McLellan DR, Gentleman SM, Maxwell WL, Gennarelli TA, Graham DI. (1996) Será a P-APP um marcador de danos axonais em traumatismos cranianos de curta duração? *Ata Neuropathol* 92:608-613

Meng S, Qiao M, Foniok T, Tuor U. (2005) A lesão da substância branca precede a da substância cinzenta, apesar de alterações semelhantes na ressonância magnética após hipoxia-isquémia cerebral em ratos neonatos. *Exp Brain Res* 166:56-60

Miyamoto E, Tomimoto H, Nakao S-i, Wakita H, Akiguchi I, Miyamoto K, Shingu K. (2001) Caudoputamen is damaged by hypocapnia during mechanical ventilation in a rat model of chronic cerebral hypoperfusion. *Acidente Vascular Cerebral* 32:2920-2925

Miyamoto N, Tanaka R, Shimura H, Watanabe T, Mori H, Onodera M, Mochizuki H, Hattori N, Urabe T. (2009) A inibição da fosfodiesterase III promove a diferenciação e a sobrevivência de progenitores de oligodendrócitos e melhora a regeneração de lesões isquémicas da substância branca no cérebro de mamíferos adultos. *JCBFM* 30:299-310

Mooradian AD. (1988) Effect of aging on the blood-brain barrier. *Neurobiol Aging* 9:31-39

Mukhopadhyay G, Doherty P, Walsh FS, Crocker PR, Filbin MT. (1994) A novel role for myelin-associated glycoprotein as an inhibitor of axonal regeneration. *Neurónio* 13:757-767

Nag S. (2003) The Blood-Brain Barrier: Biology and Research Protocols. *Nag S (Ed) Humana Press* 89

Nagahori T, Nishijima M, Endo S, Takaku A, Iwasaki Y. (1994) Danos cerebrais isquémicos induzidos por oclusões breves e repetidas da artéria carótida comum bilateral em ratos. *Tohoku J Exp Med* 172:253-262

Nakaji K, Ihara M, Takahashi C, Itohara S, Noda M, Takahashi R, Tomimoto H. (2006) Matrix metalloproteinase-2 desempenha um papel crítico na patogénese das lesões da substância branca após hipoperfusão cerebral crónica em roedores. *Acidente Vascular Cerebral* 37:2816-2823

Nakajima K, Tohyama Y, Kohsaka S, Kurihara T. (2002) Ceramide activates microglia to enhance the production/secretion of brain-derived neurotrophic fator (BDNF) without induction of deleterious factors in vitro. *JNeurochem* 80:697-705

Narumiya H, Zhang Y, Fernandez-Patron C, Guilbert LJ, Davidge ST. (2001) Matrix metalloproteinase-2 is elevated in the plasma of women with preeclampsia. *Hipertensão na gravidez* 20:185-194

Nave K-A. (2010) Myelination and support of axonal integrity by glia. *Natureza* 468:244-252

Ni J-w, Ohta H, Matsumoto K, Watanabe H. (1994) Progressive cognitive impairment following chronic cerebral hypoperfusion induced by permanent oclusion of bilateral carotid arteries in rats. *Brain Res* 653:231-236

O'Brien JT, Erkinjuntti T, Reisberg B, Roman G, Sawada T, Pantoni L, Bowler JV, Ballard C, DeCarli C, Gorelick PB, Rockwood K, Burns A, Gauthier S, DeKosky ST. (2003) Vascular cognitive impairment. *Lancet Neurol* 2:89-98

Ohta H, Nishikawa H, Kimura H, Anayama H, Miyamoto M. (1997) A hipoperfusão cerebral crónica por ligadura permanente da carótida interna produz uma deficiência de aprendizagem sem danos cerebrais em ratos. *Neuroscience* 79:1039-1050

Okada T. (2010) Análise por microscopia de dois fótons do tráfico e motilidade de leucócitos. *Semin Immunopathol* 32:215-225

Okuno S, Nakase H, Sakaki T. (2001) Comparative study of 2,3,5- triphenyltetrazolium chloride (TTC) and hematoxylin & eosin staining for quantification of early brain ischemic injury in cats. *Neurol Res* 23:657-661

Otori T, Katsumata T, Muramatsu H, Kashiwagi F, Katayama Y, Terashi A. (2003) Long-term measurement of cerebral blood flow and metabolism in a rat chronic hypoperfusion model. *Clin Exp Pharmacol Physiol* 30:266-272

Pantoni L. (2002) Pathophysiology of age-related cerebral white matter changes. *Cerebrovasc Dis* 13:7-10

Pantoni L, Garcia JH. (1997) Patogénese da leucoaraiose: uma revisão. *AVC* 28:652659

Pantoni L, Garcia JH, Gutierrez JA (1996) A substância branca cerebral é altamente vulnerável à isquémia. *Acidente vascular cerebral* 27:1641-1647

Pappas BA, de la Torre JC, Davidson CM, Keyes MT, Fortin T. (1996) Chronic reduction of cerebral blood flow in the adult rat: late-emerging CA1 cell loss and memory dysfunction. *Brain Res* 708:50-58

Pardridge WM. (2003) Blood-brain barrier drug targeting: the future of brain drug development. *MolInterv* 3:90-105

Paxinos G, Watson C. (1998) The Rat Brain in Stereotaxic Coordinates, 4th edn. *Academic Press Ltd Londres*

Peppiatt CM, Howarth C, Mobbs P, Attwell D. (2006) Bidirectional control of CNS capillary diameter by pericytes. *Natureza* 443:700-704

Persidsky Y, Ramirez S, Haorah J, Kanmogne G. (2006) Blood-brain barrier: structural components and function under physiologic and pathologic conditions. *J Neuroimm Pharmacol* 1:223-236

Petersen MA, Dailey ME. (2004) Diversos comportamentos de motilidade microglial durante a eliminação de células mortas em fatias de hipocampo. *Glia* 46:195-206

Pfefferbaum A, Sullivan EV, Hedehus M, Lim KO, Adalsteinsson E, Moseley M. (2000) Declínio relacionado com a idade na anisotropia da substância branca cerebral medida com imagens de tensor de difusão eco-planar corrigidas espacialmente. *Magn ResonMed44*:259-268

Pichiule P, Chavez JC, Xu K, LaManna JC. (1999) Vascular endothelial growth fator upregulation in transient global ischemia induced by cardiac arrest and resuscitation in rat brain. *Mol Brain Res* 74:83-90

Plaschke K. (2005) Aspects of ageing in chronic cerebral oligaemia. Mecanismos de degeneração e compensação em modelos de ratos. *JNeur Transm* 112:393-413

Poltorak M, Sadoul R, Keilhauer G, Landa C, Fahrig T, Schachner M. (1987) Myelin-associated glycoprotein, um membro da família L2/HNK-1 de moléculas de adesão de células neurais, está envolvida na interação neurónio-oligodendrócito e oligodendrócito-oligodendrócito. *J Cell Biol* 105:1893-1899

Povlishock JT, Kontos HA. (1982) The pathophysiology of pial and intraparenchymal vasculature dysfunction. *In: Grossman G, Gildenberg PL eds. Head injury: basic and clinical aspects. New York: Raven Press:* 15-29

Quarles RH, Barbarash GR, Figlewicz DA, McIntyre LJ. (1983) Purificação e caraterização parcial da glicoproteína associada à mielina do cérebro de ratos adultos. *BBA* 757:140-143

Ramon Y Cajal S. (1913) Contribution al conocimiento de la neuroglia del cerebro humano. *Trab Lab Invest Biol* 11:255-315

Ransohoff RM, Perry VH. (2009) Fisiologia microglial: estímulos únicos, respostas especializadas. *Annu Rev Immunol* 27:119-145

Raz N. (2001) O envelhecimento e o cérebro. In: *eLS*

Readnower RD, Chavko M, Adeeb S, Conroy MD, Pauly JR, McCarron RM, Sullivan PG. (2010) Aumento da permeabilidade da barreira hemato-encefálica, do stress oxidativo e da microglia activada num modelo de lesão cerebral traumática induzida por explosão em ratos. *J NeurosciRes* 88:3530-3539

Rio Hortega D. (1921) Histogenesis y evolucion normal; exodo y distribucion regional de la microglia. *Memor Real Soc Esp Hist Nat* 11:213-268

Ritchie LJ, De Butte M, Pappas BA. (2004) O stress ligeiro crónico exacerba os efeitos da oclusão bilateral permanente da artéria carótida comum nos neurónios CA1. *Brain Res* 1014:228-235

Saatman KE, Abai B, Grosvenor A, Vorwerk CK, Smith DH, Meaney DF. (2003) Traumatic axonal injury results in biphasic calpain activation and retrograde transport impairment in mice. *JCBFM* 23:34-42

Sadoshima S, Fujishima M, Ogata J, Ibayashi S, Shiokawa O, Omae T. (1983) Disruption of blood-brain barrier following bilateral carotid artery oclusion in spontaneously hypertensive rats. Um estudo quantitativo. *AVC* 14:876-882

Saleh MC, Connell BJ, Saleh TM. (2009) A tolerância isquémica após uma dose baixa de NMDA envolve a modulação de proteínas de stress celular. *Brain Res* 1247:212-220

Scheltens P, Barkhof F, Leys D, Wolters EC, Ravid R, Kamphorst W. (1995) Histopathologic correlates of white matter changes on MRI in Alzheimer's disease and normal aging. *Neurologia* 45:883-888

Schmidt-Kastner R, Truettner J, Lin B, Zhao W, Saul I, Busto R, Ginsberg MD. (2001) Transient changes of brain-derived neurotrophic fator (BDNF) mRNA expression in hippocampus during moderate ischemia induced by chronic bilateral common carotid artery oclusions in the rat. *Investigação sobre o Cérebro* 92:157-166

Schwartz M, Butovsky O, Brück W, Hanisch U-K. (2006) Microglial phenotype: is the commitment reversible? *Trends Neurosci* 29:68-74

Sekhon LHS, Morgan MK, Spence I, Weber NC. (1997) Hipoperfusão cerebral crónica: consequências patológicas e comportamentais. *Neurocirurgia* 40:548-556

Selmaj KW, Raine CS. (1988) O fator de necrose tumoral medeia a lesão da mielina e dos oligodendrócitos in vitro. *Ann Neurol* 23:339-346

Shang Y, Cheng J, Qi J, Miao H. (2005) O flavonoide de Scutellaria reduziu a disfunção da memória e a lesão neuronal causada por isquemia global permanente em ratos. *PharmacolBiochem Behav* 82:67-73

Shibata M, Ohtani R, Ihara M, Tomimoto H. (2004) White Matter Lesions and Glial Activation in a novel mouse model of chronic cerebral hypoperfusion. *Acidente Vascular Cerebral* 35:2598-2603

Shin JS, Hyun SY, Kim DH, Lee S, Jung JW, Choi JW, Ko KH, Kim JM, Ryu JH. (2008) A hipoperfusão crónica aumenta a imunorreactividade da claudina-3 no cérebro do rato. *Neurosci Lett* 445:144-148

Shukla A, Dikshit M, Srimal RC. (1996) Alteração da permeabilidade da barreira hemato-encefálica dependente do óxido nítrico no cérebro do rato. *Cell Mol Life Sci* 52:136-140

Somjen G, Kirino T, Tamura A, Sano K. (1988) Early and late neuronal damage following cerebral ischemia. *Springer US,* pp 23-34

Sood R, Yang Y, Taheri S, Candelario-Jalil E, Estrada EY, Walker EJ, Thompson J, Rosenberg GA. (2008) Increased apparent diffusion coefficients on MRI linked with matrix metalloproteinases and edema in white matter after bilateral carotid artery oclusion in rats. *JCBFM* 29:308-316

Sood RR, Taheri S, Candelario-Jalil E, Estrada EY, Rosenberg GA. (2007) Early beneficial effect of matrix metalloproteinase inhibition on blood-brain barrier permeability as measured by magnetic resonance imaging countered by impaired long-term recovery after stroke in rat brain. *JCBFM* 28:431-438

Sopala M, Danysz W. (2001) Chronic cerebral hypoperfusion in the rat enhances age-related deficits in spatial memory. *J Neural Transm* 108:1445-1456

Spangler KM, Challa VR, Moody DM, Bell MA. (1994) Tortuosidade arteriolar da substância branca no envelhecimento e na hipertensão. Um estudo microradiográfico. *J Neuropathol Exp Neurol* 53:22-26

Strbian D, Durukan A, Pitkonen M, Marinkovic I, Tatlisumak E, Pedrono E, Abo-Ramadan U, Tatlisumak T. (2008) The blood-brain barrier is continuously open for several weeks following transient focal cerebral ischemia. *Neuroscience* 153:175-181

Streit WJ, Xue Q. Alzheimer's disease, neuroprotection, and CNS immunosenescence (Doença de Alzheimer, neuroprotecção e imunossenescência do SNC). *Front Pharmacol* 3

Suzuki H, Imai F, Kanno T, Sawada M. (2001) Preservação da expressão de neurotrofinas na microglia que migra para o cérebro do gerbo através da barreira hemato-encefálica. *Neurosci Lett* 312:95-98

Takano T, Tian G-F, Peng W, Lou N, Libionka W, Han X, Nedergaard M. (2006) Astrocyte-mediated control of cerebral blood flow. *Nat Neurosci* 9:260-267

Takebayashi S, Kaneko M. (1983) Estudos de microscopia eletrónica das artérias rompidas na hemorragia intracerebral hipertensiva. *Acidente vascular cerebral* 14:28-36

Takizawa S, Fukuyama N, Hirabayashi H, Kohara S, Kazahari S, Shinohara Y, Nakazawa H. (2003) A quercetina, um flavonoide natural, atenua a formação vacuolar no trato ótico no modelo de hipoperfusão cerebral crónica do rato. *Brain Res* 980:156-160

Tamura A, Graham DI, McCulloch J, Teasdale GM. (1981) Focal cerebral ischaemia in the rat: 1. description of technique and early neuropathological consequences following middle cerebral artery oclusion. *JCBFM* 1:53-60

Tanaka K, Ogawa N, Asanuma M, Kondo Y, Nomura M. (1996) Relationship between cholinergic dysfunction and discrimination learning disabilities in Wistar rats following chronic cerebral hypoperfusion. *Brain Res* 729:55-65

Tanaka K, Wada N, Hori K, Asanuma M, Nomura M, Ogawa N. (1998) Chronic cerebral hypoperfusion disrupts discriminative behavior in acquired-learning rats. *J Neurosci Meth* 84:63-68

Tang J-P, Melethil S. (1995) Effect of aging on the kinetics of blood-brain barrier uptake of tryptophan in rats. *Pharm Res* 12:1085-1091

Taupin V, Renno T, Bourbonniere L, Peterson AC, Rodriguez M, Owens T. (1997) Aumento da gravidade da encefalomielite autoimune experimental, reatividade crónica de macrófagos/microgliais e desmielinização em ratinhos transgénicos que produzem o fator de necrose tumoral-a no sistema nervoso central. *Eur J Immunol* 27:905-913

Terry R, Gonatas NK, M. W. (1964) Ultrastructural studies in Alzheimer's preneuritic dementia. *Am J Pathol* 44 269-297

Grupo de estudo do AVC com rt-PA do Instituto Nacional de Doenças Neurológicas e AVC. (1995) Tissue plasminogen activator for acute ischemic stroke. *New England J Med* 333:1581-1588

Tomimoto H, Akiguchi I, Suenaga T, Nishimura M, Wakita H, Nakamura S, Kimura J. (1996) Alterações da barreira hemato-encefálica e das células gliais nas lesões da substância branca em doentes cerebrovasculares e com doença de Alzheimer. *Acidente vascular cerebral* 27:2069-2074

Tomimoto H, Akiguchi I, Wakita H, Suenaga T, Nakamura S, Kimura J. (1997) Regressive changes of astroglia in white matter lesions in cerebrovascular disease and Alzheimer's disease patients. *Ata Neuropathol* 94:146-152

Tomimoto H, Ihara M, Wakita H, Ohtani R, Lin JX, Akiguchi I, Kinoshi ta M, Shibasaki H. (2003) A hipoperfusão cerebral crónica induz lesões da substância branca e perda de oligodendroglia com fragmentação do ADN no rato. *A cta Neuropathol* 106:527-534

Traystman RJ. (2003) Modelos animais de isquemia cerebral focal e global. *Revista ILAR* 44:85-95

Tsuchiya M, Sako K, Yura S, Yonemasu Y. (1992) Cerebral blood flow and histopathological changes following permanent bilateral carotid artery ligation in Wistar rats. *Exp Brain Res* 89:87-92

Turc JD, Chollet F, Berry I, Sabatini U, Démonet JF, Celsis P, Marc-Vergnes JP, Rascol A. (1994) Cerebral blood flow, cerebral blood flow reactivity to acetazolamide, and cerebral blood volume in patients with leukoaraiosis. *Cerebrovasc Dis* 4:287-293

Ueno M, Tomimoto H, Akiguchi I, Wakita H, Sakamoto H. (2002) Blood-brain barrier disruption in white matter lesions in a rat model of chronic cerebral hypoperfusion. *JCBFM* 22:97-104

Ueno Y, Zhang N, Miyamoto N, Tanaka R, Hattori N, Urabe T. (2009) Edaravone attenuates white matter lesions through endothelial protection in a rat chronic hypoperfusion model. *Neurociência* 162:317-327

Ulrich PT, Kroppenstedt S, Heimann A, Kempski O. (1998) Laser-Doppler Scanning of Local Cerebral Blood Flow and Reserve Capacity and Testing of Motor and Memory Functions in a Chronic 2-Vessel Occlusion Model in Rats. *Stroke* 29:24122420

Valable S, Montaner J, Bellail A, Berezowski V, Brillault J, Cecchelli R, Divoux D, MacKenzie ET, Bernaudin M, Roussel S, Petit E. (2005) A permeabilidade da BHE induzida pelo VEGF está associada a um aumento da atividade da MMP-9 na isquemia cerebral: ambos os efeitos diminuídos pela Ang-1. *JCBFM* 25:1491-1504

Van Itallie CM, Anderson JM. (2004) The molecular physiology of tight junction pores. *Fisiologia* 19:331-338

van Rossum D, Hanisch U-K. (2004) Microglia. *MetabolBrain Dis* 19:393-411

Verkhratsky A, Steinhäuser C. (2000) Ion channels in glial cells. *Brain Res Rev* 32:380-412

Virchow R. (1846) Ueber das granulirte aussehen der wandungen der gehirnventrikel. *Allg ZPsychiatr* 3:242-250

Vorbrodt AW, Dobrogowska DH. (2003) Anatomia molecular das junções intercelulares nas barreiras endoteliais e epiteliais do cérebro: visão do microscopista eletrónico. *Brain Res Rev* 42:221-242

Wakita H, Tomimoto H, Akiguchi I, Kimura J. (1994) Glial activation and white matter changes in the rat brain induced by chronic cerebral hypoperfusion: an immunohistochemical study. *Ata Neuropathol* 87:484-492

Wakita H, Tomimoto H, Akiguchi I, Matsuo A, Lin J-X, Ihara M, McGeer P-L. (2002) Danos axonais e desmielinização na substância branca após hipoperfusão cerebral crónica no rato. *Brain Res* 924:63-70

Wakita H, Tomimoto H, Akiguchi I, Lin J-X, Ihara M, Ohtani R, Shibata M. (2003) Ibudilast, um inibidor da fosfodiesterase, protege contra danos na substância branca sob hipoperfusão cerebral crónica no rato. *Brain Res* 992:53-59

Wardlaw JM. (2010) Barreira hemato-encefálica e doença dos pequenos vasos cerebrais. *J Neurolog Sci* 299:66-71

Wardlaw JM, Farrall A, Armitage PA, Carpenter T, Chappell F, Doubal F, Chowdhury D, Cvoro V, Dennis MS. (2008) Changes in background blood-brain barrier integrity between lacunar and cortical ischemic stroke subtypes. *Acidente Vascular Cerebral* 39:1327-1332

Watanabe T, Zhang N, Liu M, Tanaka R, Mizuno Y, Urabe T. (2006) Cilostazol protege contra danos na substância branca do cérebro e deficiência cognitiva num modelo de rato de hipoperfusão cerebral crónica. *Stroke* 37:1539-1545

Waxman SG, Black JA, Stys PK, Ransom BR. (1992) Ultrastructural concomitants of anoxic injury and early post-anoxic recovery in rat optic nerve. *Brain Res* 574:105-119

Wegiel J, Imaki H, Wang K-C, Wegiel J, Rubenstein R. (2004) As células da linhagem monócitos/microglial estão envolvidas tanto na amiloidose de microvasos como na formação de placas fibrilares em ratinhos APPsw tg. *Brain Res* 1022:19-29

Wegiel J, Imaki H, Wang K-C, Wegiel J, Wronska A, Osuchowski M, Rubenstein R. (2003) Origem e rotação de células microgliais em placas fibrilares de ratinhos transgénicos APPsw. *Ata Neuropathol* 105:393-402

Wegiel J, Wang K-C, Imaki H, Rubenstein R, Wronska A, Osuchowski M, Lipinski WJ, Walker LC, LeVine H. (2001) The role of microglial cells and astrocytes in fibrillar plaque evolution in transgenic APPSW mice. *Neurobiol Aging* 22:49-61

Westergaard E, Go G, Klatzo I, Spatz M. (1976) Increased permeability of cerebral vessels to horseradish peroxidase induced by ischemia in Mongolian Gerbils. *Ata Neuropathol* 35:307-325

Wolburg H. (1994) Modulation of tight junction structure in blood-brain barrier endothelial cells: Effects of tissue culture, second messager and cocultured astrocytes. *J Cell Sci* 107:1347-1357

Wolburg H. (2003) A localização da claudina-3 nas junções estreitas da barreira hemato-encefálica é seletivamente perdida durante a encefalomielite autoimune experimental e o glioblastoma multiforme humano. *Ata Neuropathol* 105:586-592

Wolburg H, Lippoldt A. (2002) Tight junctions of the blood-brain barrier: development, composition and regulation. *Vasc Pharmacol* 38:323-337

Wolburg H, Wolburg-Buchholz K, Engelhardt B. (2005) A diapedese de células mononucleares através das vénulas cerebrais durante a encefalomielite autoimune experimental deixa intactas as junções estreitas. *Ata Neuropathol* 109:181-190

Wolff SD, Balaban RS. (1989) Magnetization transfer contrast (MTC) and tissue water proton relaxation in vivo. *Magn Res Med* 10:135-144

Yamamoto H, Schmidt-Kastner R, Hamasaki DI, Yamamoto H, Parel J-M. (2006) Neurodegeneração complexa na retina após isquemia moderada induzida por oclusão bilateral da artéria carótida comum em ratos Wistar. *Exp Eye Res* 82:767-779

Yang GY, Betz AL. (1994) Reperfusion-induced injury to the blood-brain barrier after middle cerebral artery oclusion in rats. *Stroke* 25:1658-1664

Yang Y, Estrada EY, Thompson JF, Liu W, Rosenberg GA. (2007) A rutura das proteínas da junção estreita nos vasos cerebrais mediada pela metaloproteinase da matriz é revertida pelo inibidor sintético da metaloproteinase da matriz na isquemia focal no rato. *JCBFM* 27: 697-709

Yenari MA, Xu L, Tang XN, Qiao Y, Giffard RG. (2006) Microglia potencia os danos nos constituintes da barreira hemato-encefálica. *Acidente vascular cerebral* 37:1087-1093

Yrjanheikki J, Tikka T, Keinanen R, Goldsteins G, Chan PH, Koistinaho J. (1999) Um derivado da tetraciclina, a minociclina, reduz a inflamação e protege contra a isquemia cerebral focal com uma ampla janela terapêutica. *PNAS* 96:13496-13500

Zagzag D, Zhong H, Scalzitti JM, Laughner E, Simons JW, Semenza GL. (2000) Expression of hypoxia-inducible fator 1a in brain tumors. *Cancro* 88:2606-2618

Zhan X, Kuczynski B, Sharp FR. (2011) Intervenção pós-AVC: a janela está a alargar-se? *Neuropharmacology* 60:1000-1002

Ziello JE, Jovin IS, Huang Y. (2007) Hypoxia-Inducible Fator (HIF)-1 regulatory pathway and its potential for therapeutic intervention in malignancy and ischemia. *Yale J Biol Med* 80:51-60

Apêndice A: Aquisições de imagens T2 e T1 com o tempo

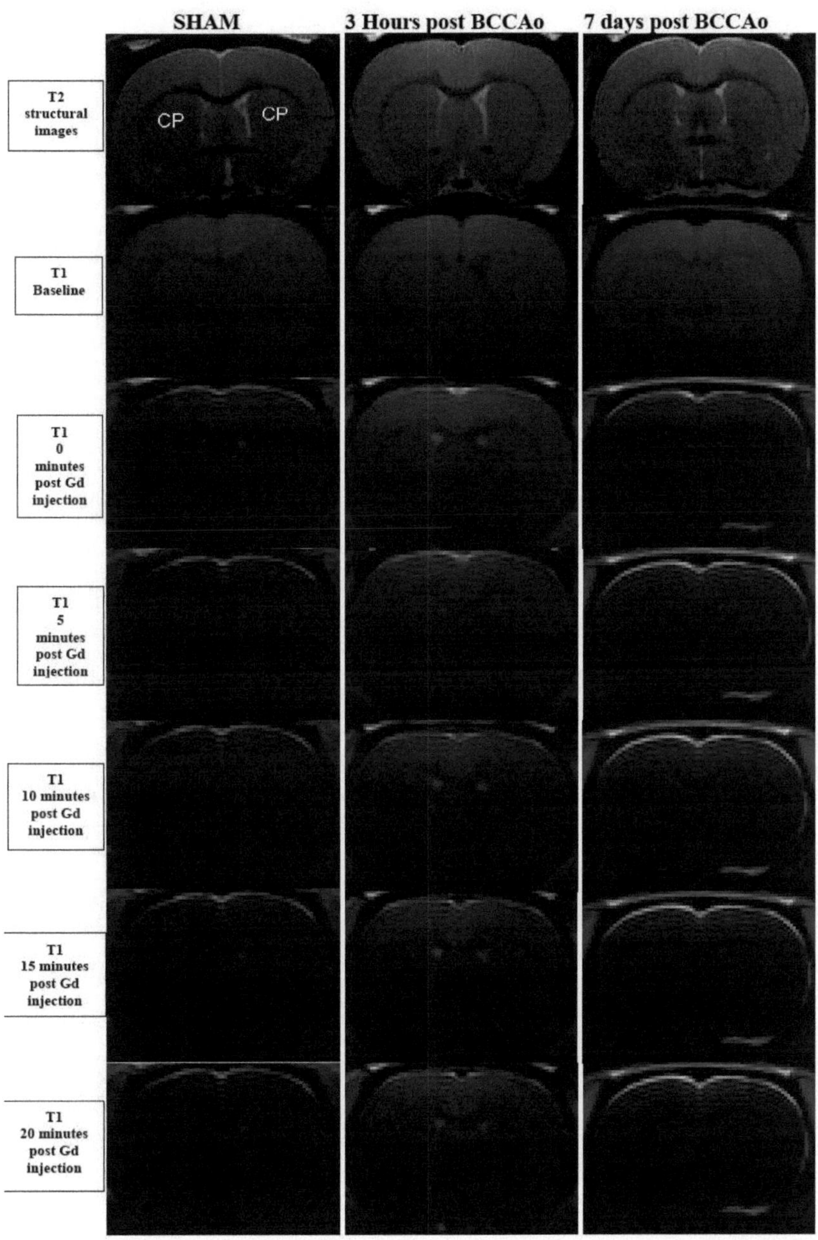

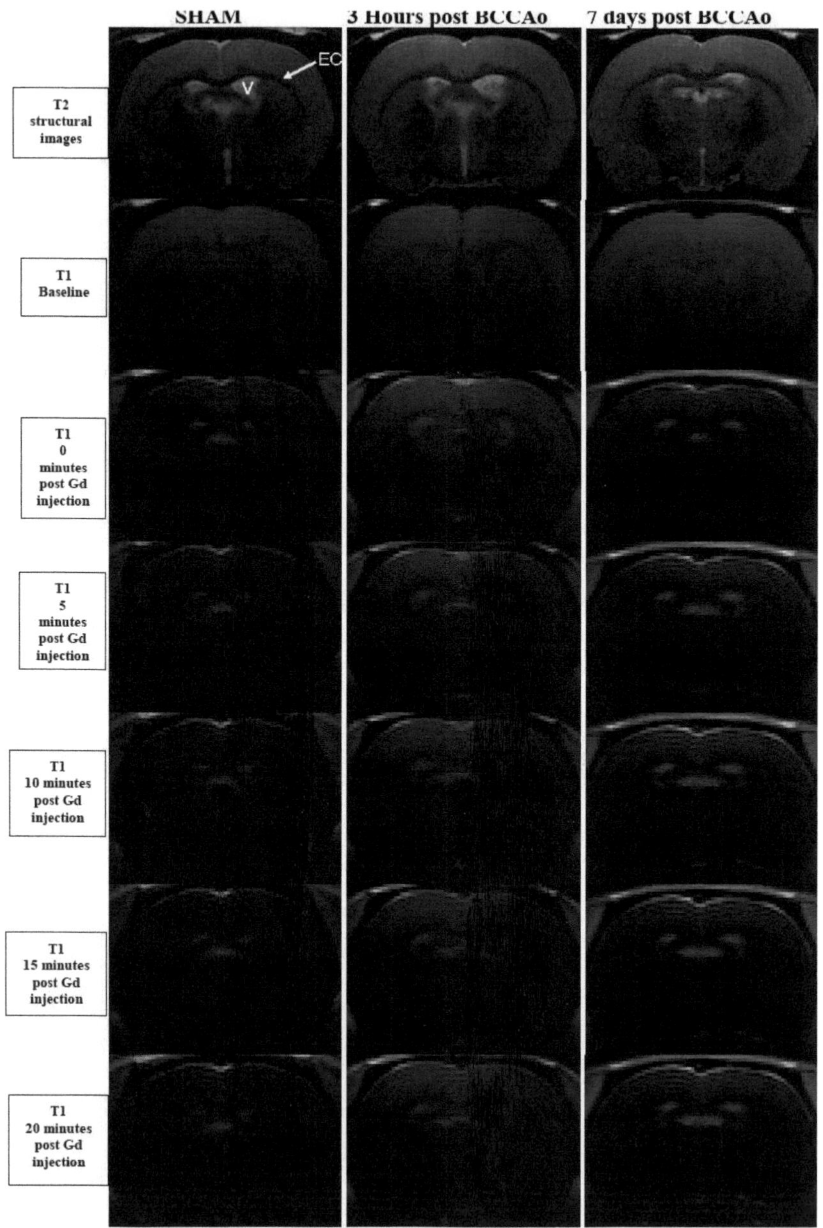

Apêndice B: Corridas completas de Western Blots

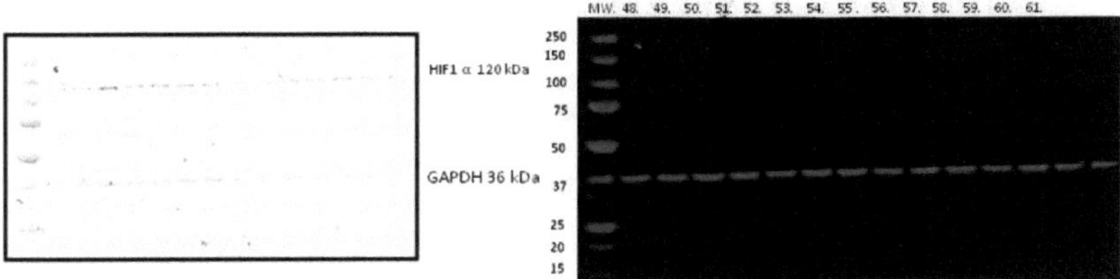

Níveis de HIF-1α no corpo caloso (corrida completa) 7 dias após BCCAo

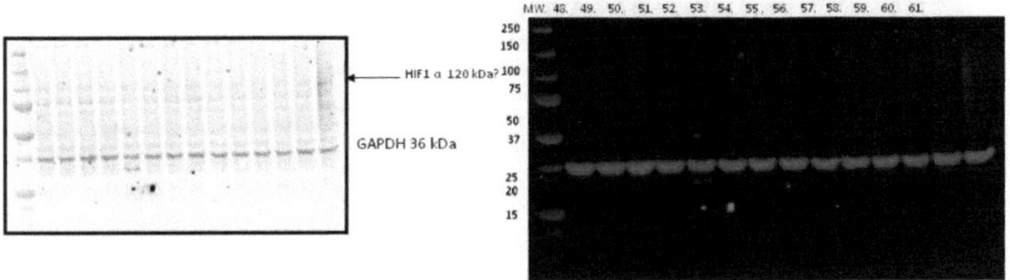

Níveis de HIF-1α no córtex (corrida completa) 7 dias após BCCAo

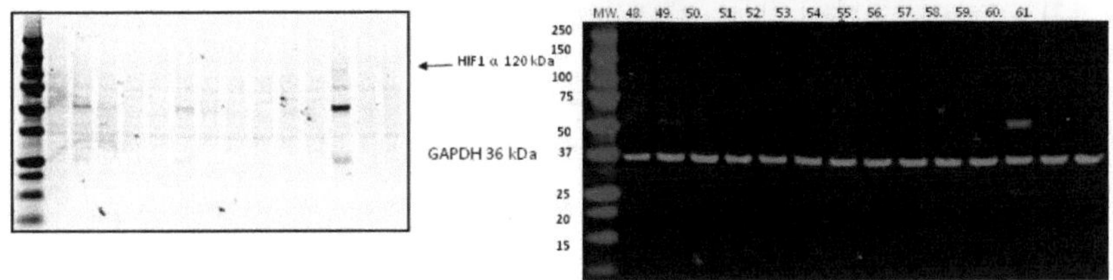

Níveis de HIF-1α no Caudatoputamen (corrida completa) 7 dias após BCCAo

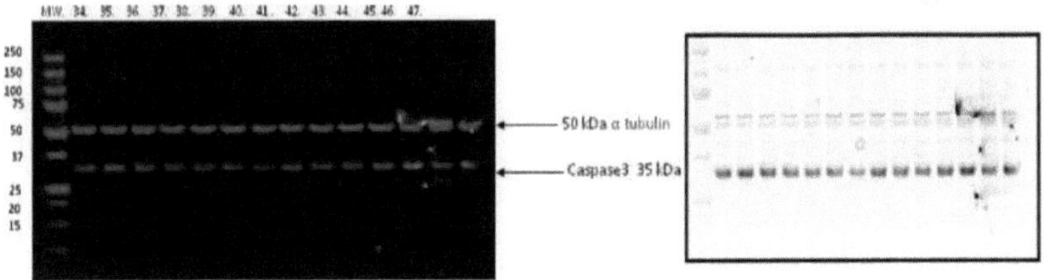

Níveis de caspase-3 no córtex (execução completa) 3 horas após BCCAo

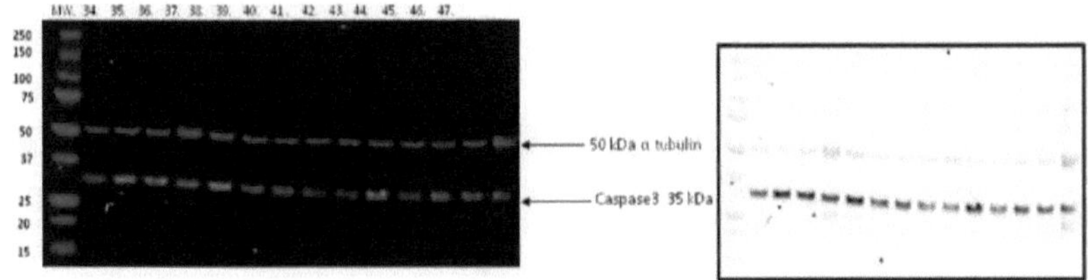

Níveis de caspase-3 no corpo caloso (corrida completa) 3 horas após o BCCAo

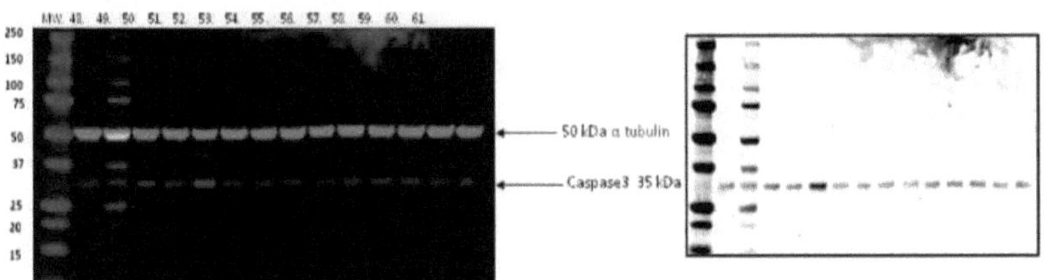

Níveis de caspase-3 no córtex (execução completa) 7 dias após BCCAo

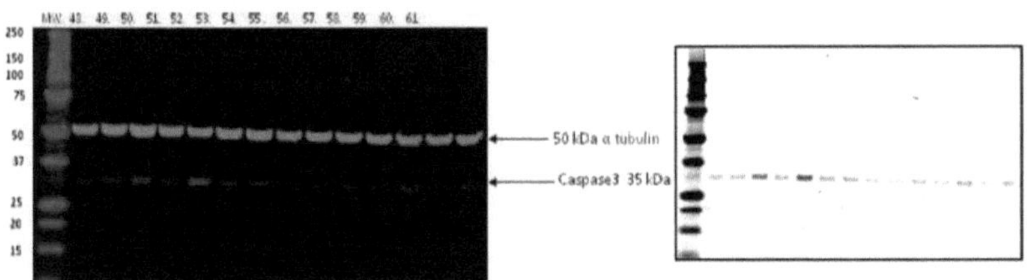

Níveis de caspase-3 no corpo caloso (corrida completa) 7 dias após o BCCAo

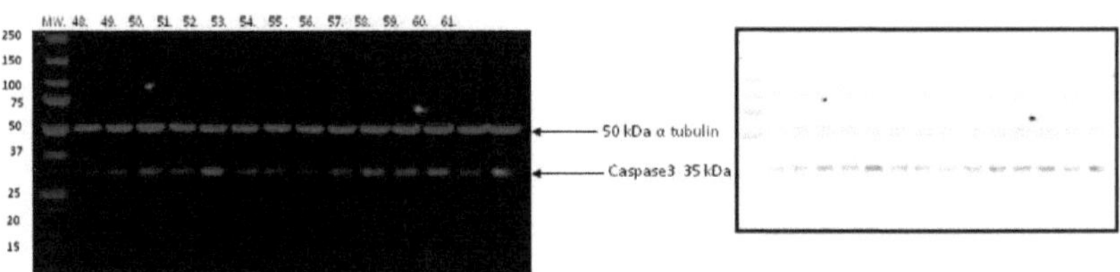

Níveis de Caspase-3 no Caudatoputamen (corrida completa) 7 dias após BCCAo

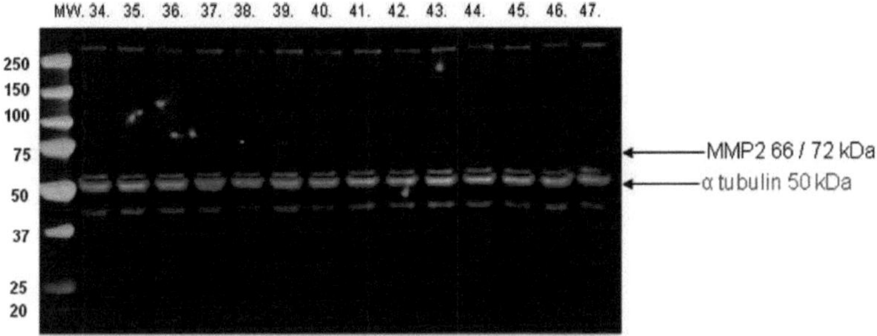

Níveis de MMP-2 no córtex (corrida completa) 3 horas após BCCAo

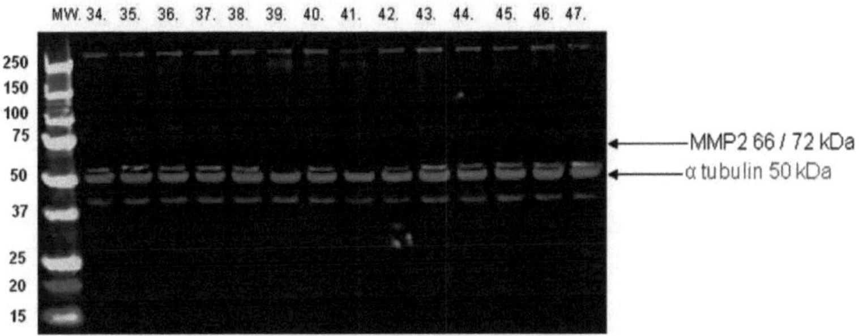

Níveis de MMP-2 no corpo caloso (corrida completa) 3 horas após BCCAo

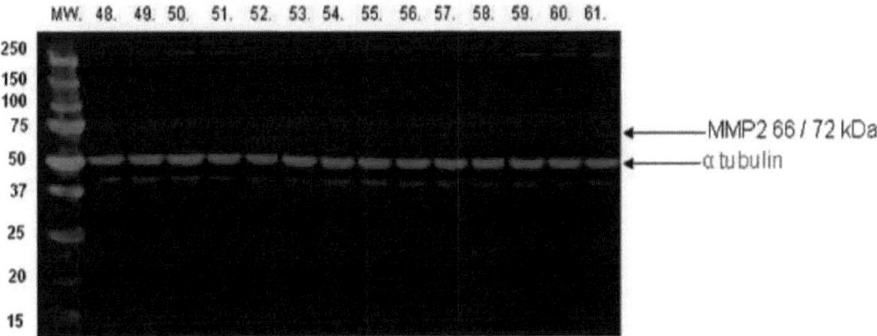

Níveis de MMP-2 no córtex (corrida completa) 7 dias após BCCAo

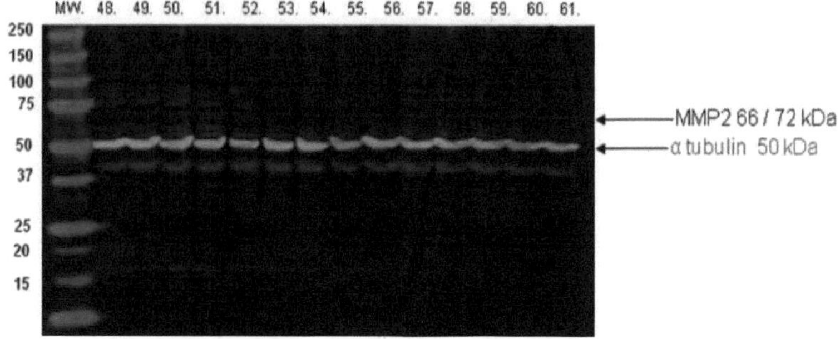

Níveis de MMP-2 no corpo caloso (corrida completa) 7 dias após BCCAo

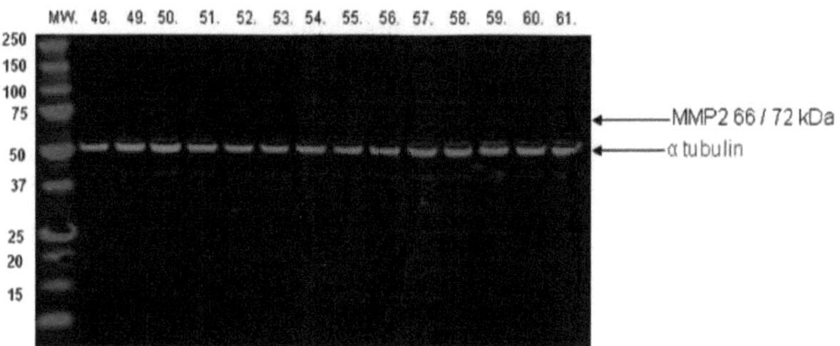

Níveis de MMP-2 no Caudatoputamen (corrida completa) 7 dias após BCCAo

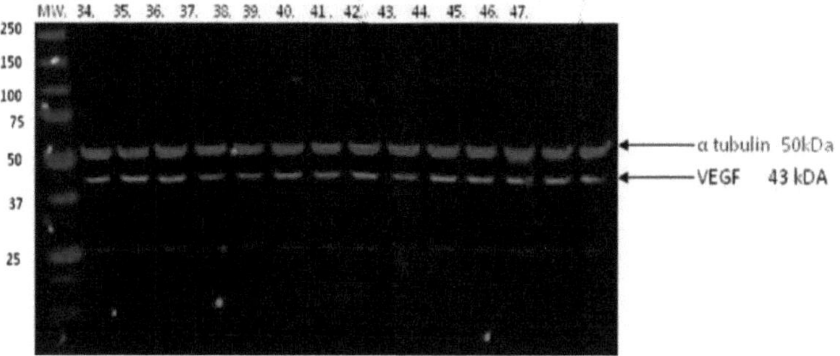

Níveis de VEGF no córtex (corrida completa) 3 horas após BCCAo

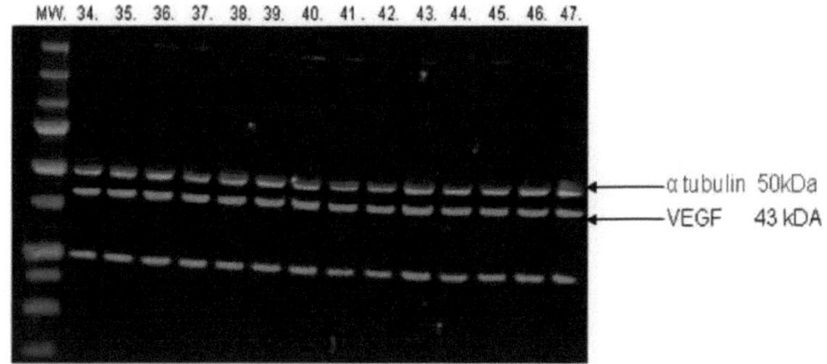

Níveis de VEGF no corpo caloso (corrida completa) 3 horas após o BCCAo

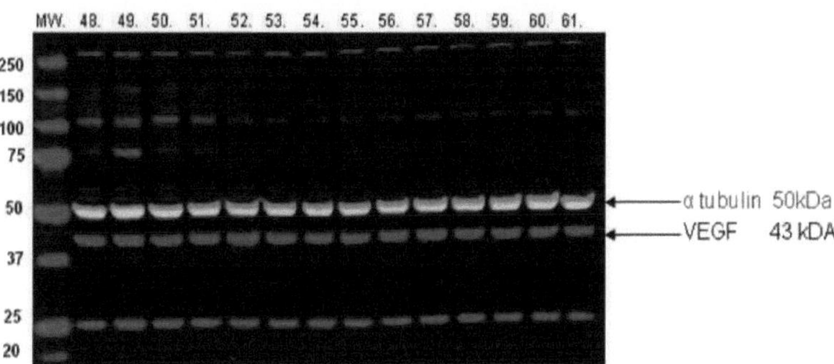

Níveis de VEGF no córtex (corrida completa) 7 dias após BCCAo

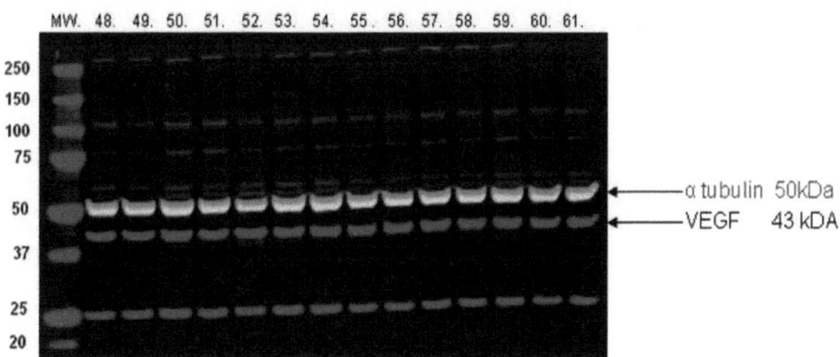

Níveis de VEGF no corpo caloso (corrida completa) 7 dias após BCCAo

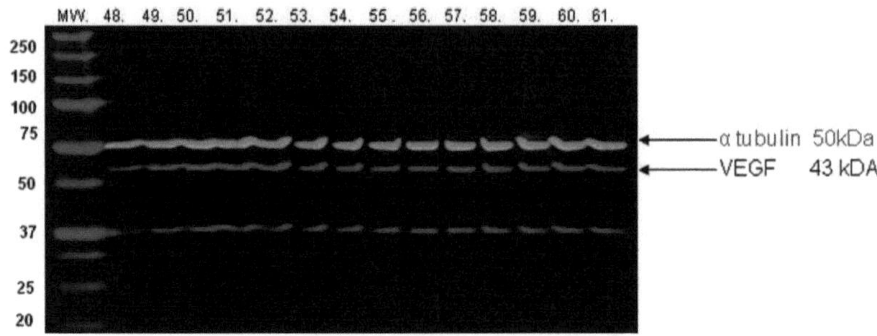

Níveis de VEGF no Caudatoputamen (corrida completa) 7 dias após BCCAo

Apêndice C: Publicações

Documentos

Holland, P. R., Bastin, M. E., Jansen, M. A., Merrifield, G. D., Coltman, R., Scott, F., Nowers, H., **Khallout, K.**, Marshall, I., Wardlaw, J. M., Deary, I. J., McCulloch, J., Horsburgh, K. (2010). A ressonância magnética é um marcador sensível de patologia subtil da substância branca em ratos com hipoperfusão. Neurobiologia do Envelhecimento.

Resumos

Khallout K, Jansen M.A., Merrifield G.D., Bastin M.E, Launay S., Herrmann A., Holland P.R., Marshall I., Horsburgh K., McCulloch J. (2011).

A hipoperfusão cerebral provoca lesões na substância branca, levando à disfunção da barreira hemato-encefálica ao longo do tempo. Congresso Internacional de Demência Vascular, Riga, Letónia, outubro. **Recebeu 2ⁿᵈ Poster Prize**

Holland P.R., Bastin M.E., Jansen M.A., Merrifield G.D., Coltman R.B., Scott F., **Khallout K.**, Nowers H., Marshall I., Wardlaw J. M., Deary I. J., McCulloch J. e Horsburgh K. (2011). A hipoperfusão cerebral crónica resulta na disrupção selectiva da substância branca; um estudo de ressonância magnética in vivo com implicações para a hipoperfusão pós-depressão alastrante. Congresso Internacional de Cefaleias, Alemanha, junho.

Khallout K, Jansen M.A., Merrifield G.D., Bastin M.E, Launay S., Herrmann A., Holland P.R., Marshall I., Horsburgh K., McCulloch J. (2011). A hipoperfusão cerebral causa lesão da substância branca, levando à disfunção da barreira hematoencefálica com o tempo. Dia da Neurociência, Edimburgo, Reino Unido, março.

Launay S, Deighton RF, **Khallout K**, Deary IJ, Horsburgh K, McCulloch J. (2010). Análise proteómica da morte celular num modelo de hipoperfusão em ratos (BCCAo). Primeira Conferência do Instituto Europeu de Investigação em Patologia Celular Integrada (ERI-ICP), Institut Pasteur, Paris, França, abril

Bastin M, Jansen MA, Holland H, Merrifield GD, **Khallout K**, Horsburgh K, Wardlaw JM, Deary, Marshall I, McCulloch J. (2010). Tractografia quantitativa e integridade da substância branca no cérebro do rato.

Launay S, Deighton RF, **Khallout K**, Deary IJ, Horsburgh K, McCulloch J. (2009) Análise proteómica da morte celular num modelo de hipoperfusão em ratos (BCCAO). Conferência dos Bolseiros de Investigação sobre o Envelhecimento. Birmingham, Reino Unido, setembro.

2ⁿᵈ Prémio Pôster

Holland, P. R., Bastin, M. E., Coltman, R., **Khallout, K.**, Scott, F., Dingwall, T., Jansen, M. A., Merrifield, G. D., Marshall, I., McCulloch, J., Horsburgh, K. (2009). Imaging White Matter Pathology in a Mouse Model of Chronic Cerebral Hypoperfusion. Conferência dos Bolseiros de Investigação sobre o Envelhecimento. Birmingham, Reino Unido, setembro.

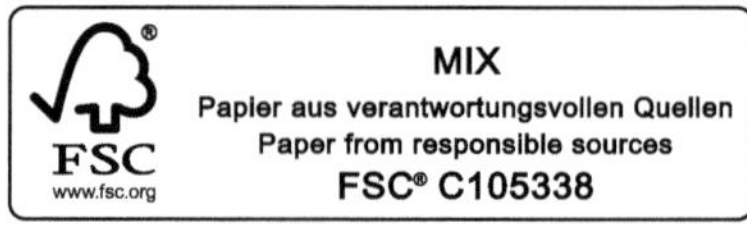

Printed by Books on Demand GmbH, Norderstedt / Germany